태권도를 위한
테이핑 매뉴얼

국제테이핑협회

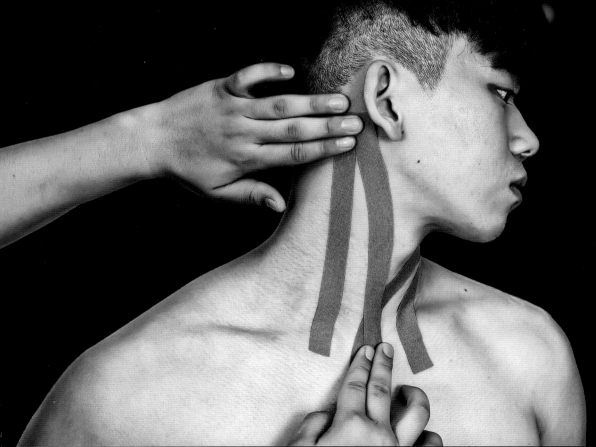

대경북스

저 | 자 | 소 | 개

성 낙 현

상해대외경무대학 운동치료 · 운동전공 · 비즈니스학과 교수/학부장
국제선수트레이너협회 회장
국제테이핑협회 회장
제5회 아시아청소년태권도선수권대회 국가대표팀 트레이너
제10회 세계청소년태권도선수권대회 국가대표팀 트레이너
제2회 난징 하계청소년올림픽 국가대표팀 트레이너

우 애 정

국제선수트레이너협회 사무국장
국제테이핑협회 사무국장
한국재활메디슨 이사

성 재 우

제2회 세계유소년(카뎃)태권도선수권대회 국가대표팀 트레이너
국제선수트레이너협회 강사
국제테이핑협회 강사
(주)국제테이핑 실장

성 진 우

제97회 전국체육대회 스쿼시경기 전북스쿼시연맹 트레이너
상해대외경무대학 운동치료학과 강사
국제선수트레이너협회 강사
국제테이핑협회 강사
(주)국제테이핑 팀장

신 창 용

제2회 아시아 CADET 태권도선수권대회 2차 국가대표선발전 의료진
2017 무주 WTF 세계태권도선수권대회 전담 스포츠 마사지 및 테이핑사
2017 춘천 KOREA OPEN 국제 태권도 대회 전담 스포츠 마사지 및 테이핑사
(주)국제테이핑 팀장

문 윤 지

2015년 화천KSPO 여자축구팀 의무트레이너
2015년 대통령기 가평사이클대회 KSPO 사이클팀 의무트레이너
2015년 U-14세 여자축구 유소년대표팀 의무트레이너
2015-16 시즌 KDB생명 위너스 여자프로농구팀 의무트레이너
국제선수트레이너협회 강사
국제테이핑협회 강사

정 건 식

제2회 아시아 CADET 태권도선수권대회 2차 국가대표선발전 의료진
2017 무주 WTF 세계태권도선수권대회 전담 테이핑사
2017 춘천 KOREA OPEN 국제 태권도대회 전담 테이핑사

머리말

태권도는 우리나라의 국기로서 누구나 유소년 시절 한 번쯤은 태권도장에 다니면서 승급·승단을 위해 열심히 지르기와 발차기, 그리고 품새연습을 하던 기억을 가지고 있을 것이다.

국내에서 태권도학과는 40여 개 대학에 개설되어 매년 2,000명 이상의 학생을 모집하고 있으며, 졸업 후 지도자로 취업하거나 태권도장을 직접 경영하는 등 독립된 직업군을 형성하고 있다. 이들 태권도 지도자들은 국내외에서 열리는 각종 태권도 겨루기 및 품새대회에 선수들을 이끌고 참가하고 있으며, 어린 단원들의 승급·승단을 위한 훈련에 매진하고 있다.

태권도는 대부분의 격투 스포츠가 그렇듯 상대방과의 부딪힘이 잦고 신체의 운동성을 최대한으로 이끌어내기 때문에 항상 부상의 위험을 가지고 있다. 겨루기 중의 타격은 물론 넘어짐, 무리한 동작에 의한 관절상해 등 다양한 상해가 훈련 및 경기 중에 발생할 수 있다.

스포츠 테이핑은 미국에서 개발하여 발전시켰으며, 선수트레이너(athletic trainer)라고 불리우는 전문가들이 각종 스포츠 현장에서 선수의 해부학적 특성과 운동기능적 특성을 고려하여 부상 방지와 경기력 향상을 위해 전문적으로 테이핑을 실시하고 있다. 스포츠 테이핑을 실시하면 태권도 훈련 및 경기 중 발생할 수 있는 각종 상해를 예방할 수 있고, 동시에 상해부위에 가해지는 외부의 힘을 감소시킬 수 있으며, 관절을 굽히거나 펴는 등 운동에 필요한 움직임이 원활하게 이루어지도록 도와주고, 통증을 완화시켜 부담 없이 훈련과 경기에 임할 수 있도록 도움을 준다. 또한 염좌 시에 테이핑을 하면 관절이 정상적으로 회복될 때까지 관절의 흔들림을 방지하고 부상재발을 막는 데 큰 도움이 된다.

최근에는 신축성이 있는 탄력 테이프가 개발·보급됨으로써 환부의 지지·보강에 중점을 둔 비탄력 테이핑에서 한층 발전하여, 근육과 신경·피부의 기능을 보조하고 신

진대사를 촉진하는 키네시오 테이핑요법이 일본에서 시작되어 널리 사용되고 있다.

이렇듯 테이핑은 태권도 교육현장과 시합장, 그리고 재활치료 과정에서는 물론, 레저 스포츠를 할 때에도 안전하고 즐겁게 운동을 즐기기 위한 필수 아이템으로 큰 인기를 누리고 있다. 나아가 일상생활 속에서도 누구나 쉽게 테이핑의 효과를 얻을 수 있다.

이 책의 집필진은 수년간 태권도 경기현장에서 테이핑을 통하여 선수들의 부상 예방과 경기력 향상을 위해 힘써 온 선수 트레이너들이다. 이 책에서는 집필진의 경험과 노하우의 정수를 모아 교육 및 시합현장에서 사용되는 스포츠 테이핑과 키네시오 테이핑의 모든 것을 이 책에 담으려고 노력하였으며, 태권도 경기현장에서 자주 일어나는 부상과 경기규정에 맞는 실용적인 테이핑 방법, 그리고 기존 교재들에는 없는 수년간 임상에서 얻은 효과적인 방법들을 자세하게 기술하였다. 또한 테이핑 테크닉뿐만 아니라 테이핑에 필요한 인체해부학적 지식에 대해서도 충분히 다루어 소홀함이 없도록 하였다.

이 책에서는 테이핑 전문가들이나 선수 트레이너들뿐만 아니라 초·중·고등학교와 대학의 태권도 팀, 그리고 태권도장에서 관원 및 선수들을 지도하는 태권도 지도자들도 쉽게 따라할 수 있도록 하는 데 중점을 두었다. 따라서 테이핑의 효과를 얻고자 하는 누구라도 짧은 시간 내에 좋은 결과를 얻을 수 있을 것으로 확신한다.

아무쪼록 이 책을 통해 많은 지도자들이 올바른 테이핑테크닉을 배워 태권도 훈련 및 시합 현장에서, 그리고 일상생활에서 활용할 수 있기를 기대해 본다.

2017년 11월

차　례

제1부 테이핑의 원리와 기초

제1장 키네시오 테이핑

제2장 스포츠 테이핑

제2부 부위별 테이핑

제1장 다리의 테이핑

제2장 팔의 테이핑

제3장 몸통의 테이핑

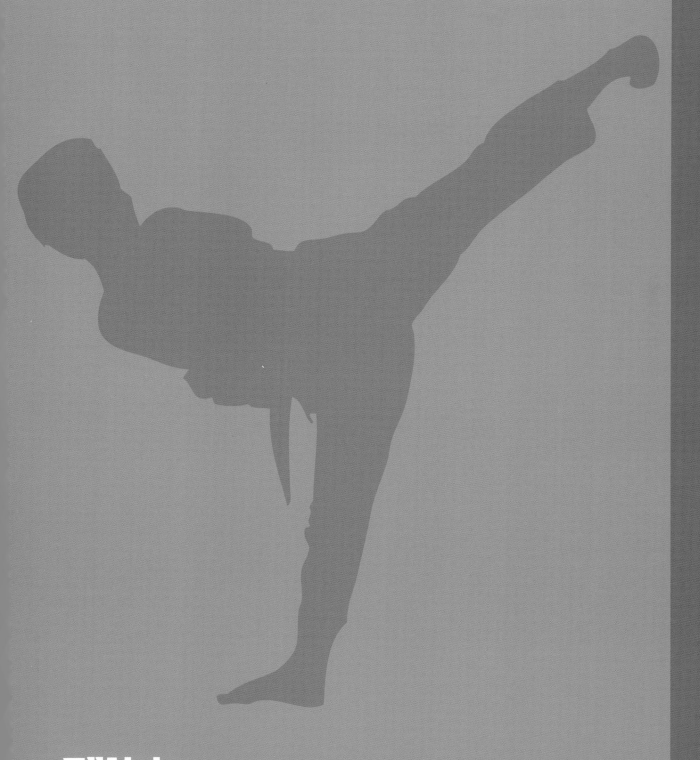

제1부
테이핑의 원리와 기초

제1장 키네시오 테이핑

1. 키네시오 테이핑의 역사

1970년대 일본에서 다나까 신꼬의 발통점(trigger point)에 대한 스파이럴 (spiral) 테이핑요법과 가세 겐조의 운동학적 테이핑요법인 키네시오(kinesio) 테이핑으로 구분되는 2가지 테이핑법이 개발되었다. 그 후 1980년대 정형외과 의사인 아리가와 이사오가 다나까 신꼬와 가세 겐조의 테이핑법을 사사하여 2가지 테이핑요법을 혼합하여 체계화시킨 것이 지금의 키네시오 테이핑요법(kinesio taping therapy)이다.

한국에는 1990년대 초반 일본에서 전래되어 1990년대 말부터 정형외과와 재활의학과, 물리치료실 등의 의료현장에서 사용되고 있으며, 학술적으로도 연구가 진행되고 있다. 또한 스포츠 경기단체를 통해 선수와 지도자, 스포츠 동호인들과 일반인들에게까지 크게 확산되고 있는 추세이다.

2. 키네시오 테이핑의 이해

인체의 근육조직은 몸 전체의 40~50%를 차지하면서 몸의 균형과 형태를 이루고, 모든 관절의 움직임을 담당한다. 모든 근육은 골격에 부착되는 힘줄에 따라 다르게 배열되고, 그 기능은 근육의 위치에 따라 다르다.

근육조직은 수축, 저항, 장력, 내력을 만드는 수축성(contractility) 등을 가지고 있는데, 인체 내 다른 조직들은 이러한 속성이 없다는 점에서 특이하다고 할 수 있다. 키네시오 테이핑은 근육이 인체를 움직일 때 피부에 테이프를 붙여 혈관 및 림프관의 지름을 변화시켜 혈액과 림프액 순환을 도와 근육의 운동기능을 향상시킨다. 또한 굽히기(굴곡), 펴기(신전), 벌리기(외전), 모으기(내전), 돌리기(회전) 등을 자유롭게 하도록 도와 근육의 작용을 원활히 하는 요법이라 할 수 있다.

키네시오 테이핑요법은 효율적인 신체 운동과 통증이 있는 신체의 기능 회복을 연구하는 학문이다.

3. 키네시오 테이핑의 원리와 효과

키네시오 테이프는 바르거나 붙이는 파스처럼 약 성분에 의해 통증과 증상을 치유하는 것이 아닌, 테이프 자체의 특수한 신축성과 복원성으로 피부에 붙어 보조 근육을 형성함으로써 근육과 체액의 활동을 촉진시켜 준다. 또한 통증의 원인인 근육의 염증, 이완, 긴장을 조절하고 염좌와 신경의 흩어짐, 어긋난 관절을 바로 잡는데 도움을 준다.

4. 키네시오 테이프 사용 시의 주의사항

키네시오 테이프를 붙이기 전에 붙일 부위의 상태와 손상 정도, 상황, 관절의 운동방향 등을 고려해서 그 목적에 맞게 테이핑을 실시하여야 한다.

① 테이프를 붙이기 전에 붙일 부위를 청결하게 한다.

테이핑을 할 부위에 체모가 있으면 테이프가 떨어지거나 털이 당겨져 그에 따른 통증을 호소할 수 있다. 또한 피부감염과 베인 상처 등이 있을 경우 상처에 테이프가 닿지 않도록 거즈 등으로 응급처치를 하고 테이프를 붙이도록 한다.

② 테이핑을 할 때에는 붙일 부위의 근육을 최대한 스트레칭시켜 붙이고, 테이프를 늘려서 붙이지 않도록 한다.

'테이프를 늘려서 붙인다' 또는 '테이프를 늘리지 않고 붙인다'는 키네시오 테이핑을 교육 받은 사람들 간에 논란의 소재가 되고 있다. 이에 관해 설명하면 테이프를 늘려서 붙일 경우 테이프가 본래 형태로 돌아오려는 복원성 때문에 피부에 많은 부담을 주어 피부 트러블과 심한 경우 물집이 생겨 또다른 고통을 호소하기도 한다. 그런데 테이프를 늘려서 붙이는 경우도 있다. 통증으로 거동이 불편하여 스트레칭을 제대로 하지 못할 경우 그 자세에서 테이프를 15~20% 정도 늘려서 붙이는데, 육안으로 테이프를 15~20%를 늘려 붙이는 것이 쉽지 않기 때문에 많은 주의가 필요하다. 또한 테이프를 늘려서 붙였을 경우에는 피부에 많은 부담을 주므로 1~2시간 안에 테이프를 떼어내는 것이 좋다.

③ 알레르기성 체질의 선수는 테이프를 붙이기 전에 항히스타민제를 복용한 후 붙이고, 그래도 심할 경우에는 테이프를 즉시 떼어낸다.

④ 테이프를 제거할 때는 확 잡아서 떼어내지 않도록 한다.

 피부에 붙어 있는 테이프를 거칠게 잡아떼면 체모와 피부에 강한 자극을 주어 피부병의 원인이 된다. 테이프를 제거할 때는 한 손으로 테이프를 잡고, 다른 손으로 털이 난 반대방향으로 피부를 밀면서 제거하도록 한다.

⑤ 테이프는 2~3일 간격으로 붙이되, 하루 정도 근육을 쉬게 한다.

 사람마다 피부의 성질이 다르기 때문에 테이프를 붙이고 있는 시간 또한 다르다. 테이핑을 한 다음 피부가 가려운 경우에는 그 즉시 테이프를 제거하여야 한다.

5. 키네시오 테이프의 종류와 형태

키네시오 테이프는 사용 용도와 붙이는 부위에 따라 폭 2.5cm, 3.75cm, 5cm, 7.5cm 4가지 종류로 나뉘는데, 폭 5cm 테이프를 가장 많이 사용한다. 테이프의 형태는 근육의 모양과 형태에 따라 I자형, Y자형, X자형, 지선형, 쐐기형, 쐐기변형 I, 쐐기변형 II 등으로 잘라서 사용하는데, I자형과 Y자형을 가장 많이 사용한다.

테이프의 색은 피부색과 같은 살색을 주로 많이 사용하는데, 적색과 청색 그 외에도 다양한 색깔과 디자인의 테이프들이 있다. 이 다양한 키네시오 테이프들은 시각적인 효과 외에 살색 테이프와 용도는 같다. 다만 제조회사나 방직방법의 차이에 따라 질적인 면, 성분, 두께, 탄력, 접착력 등에 차이가 날 수 있다.

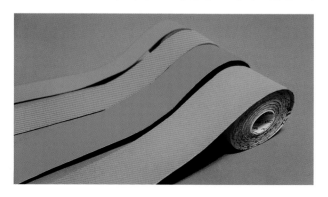

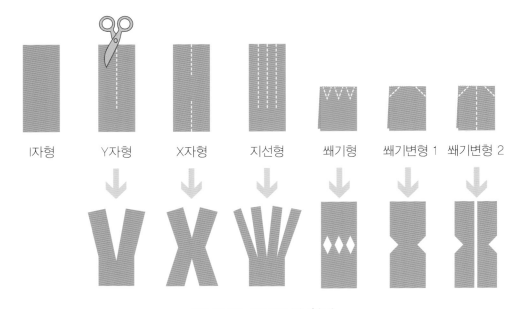

I자형 Y자형 X자형 지선형 쐐기형 쐐기변형 1 쐐기변형 2

키네시오 테이프의 형태

6. 키네시오 테이핑의 처치 단계

① 어떻게 움직일 때 아픈 지를 살피고 선수의 병력을 청취한다.

 테이핑을 실시하기 전에 먼저 통증부위의 상해 정도를 파악하고 선수의 병력을 청취한다. 예방적 차원에서 테이핑을 할 경우에는 선수의 운동종목 및 기술, 성향 등을 고려해서 테이핑한다.

② 가동성 검사(능동, 수동)와 저항 검사에 의하여 테이핑 방법을 계획한다.

 상해 부위의 굽히기, 펴기, 돌리기 등을 검사하여 점검한 후에 가장 편안한 자세를 찾거나 주된 병변이 이완되는 자세를 찾아 그에 맞는 테이핑 방법을 계획한다.

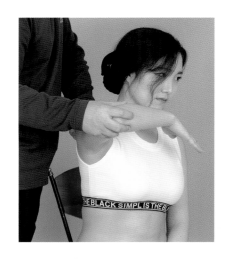

③ 접촉검사를 통해 효과가 있는 근육을 선정하고 테이핑을 실시한다.

 접촉검사는 손가락과 손바닥을 이용하여 통증감소와 관절 가동범위

의 증가가 예상되는 부위를 압박하거나
접촉하여 효과가 있는 근육을 찾아 테이
프를 붙인다.

④ 척추의 균형이나 운동학적 측면에서의 밸런
스 또는 가장 편안한 자세를 찾거나 주된 병
변이 이완되는 자세를 찾아 테이핑한다.

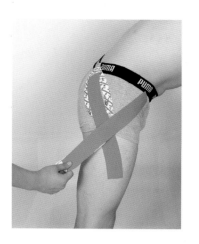

제2장 스포츠 테이핑

1. 스포츠 테이핑의 정의

스포츠 테이핑은 신축성, 접착력, 방습성 등을 가진 테이프를 이용하여 스포츠 현장에서 돌발적으로 발생되는 상해를 예방하고, 응급처치 이후의 보조수단으로 사용하는 특수한 요법이라 할 수 있다.

2. 스포츠 테이핑의 목적

1) 부상예방 및 재발방지

스포츠 테이핑의 기본목적은 현장에서 돌발적으로 발생할 수 있는 부상예방과 재발방지에 있다. 잇따라 잦은 상해가 발생하는 부위에 미리 테이핑을 하면 상해를 미연에 방지할 수 있다.

운동상해는 경기 중 무리한 동작을 취하거나 상대선수와의 몸싸움 등에 의해 빈번히 발생하는데, 한 번 부상당한 부위는 유연성과 안정감이 저하되어 있기 때문에 재발의 가능성이 높다. 따라서 부상에서 회복되어도 격렬한 스포츠에 참가하는 선수의 경우 반드시 같은 부위를 다시 부상당하지 않도록 테이핑을 하여야 한다.

2) 응급처치

테이핑은 부상을 입은 직후에 처치를 위한 수단으로 이용되기도 하는데, 부상이 가벼울 땐 테이핑으로 처치한 후 경기 참여 여부를 점검하여 선수를 참여시킨다. 하지만 부상이 심할 때에는 의료기관으로 후송 전에 환부를 압박하고 고정하는 등 응급상황에 따라 여러 종류의 테이핑을 사용하여 처치하기도 한다.

3) 피부보호

피부를 보호하기 위한 목적으로 테이핑을 사용하기도 한다. 볼링선수와 배구선수가 손이나 손가락에 테이프를 붙이는 경우는 부상을 예방하기 위한 목적이기도 하지만 피부건조나 외상으로부터 피부를 보호하려는 목적도 있다.

4) 재활의 보조역할

부상으로 선수가 경기나 훈련에 참가할 수 없을 때에는 부상부위의 기능회복을 위한 목적으로 테이핑을 한다. 재활훈련과 체력증진을 위한 프로그램을 시행할 때 부상당한 부위의 움직임을 비롯해 근력과 유연성을 직접 회복시키기 위해 테이핑요법과 재활 보조기구를 함께 사용한다.

3. 스포츠 테이핑의 효과

스포츠 테이핑은 오늘날 스포츠 현장과 물리치료센터, 나아가 일상생활까지 폭넓게 사용되고 있다. 상황과 목적에 맞게 테이핑을 하면 다음과 같은 효과를 볼 수 있다.
① 각종 운동상해를 예방하고 부상으로부터 2차 손상을 방지할 수 있다.
② 신체조직에 부담을 주지 않는 선에서 근육을 압박하여 근육부상을 예방할 수 있다.
③ 외부에 의한 충격을 감소시키고 운동상해 발생 시 부상을 최소화할 수 있다.
④ 운동상해 발생 시 관절의 가동을 제한하거나 필요에 따라 움직이게 할 수 있다.
⑤ 국부적 부종을 억제하고, 냉찜질을 처치할 수 있어 기능회복에 도움이 된다.
⑥ 골절과 탈구 발생 시 임시적인 부목 역할과 깁스 대용으로 활용할 수 있다.
⑦ 상처부위를 외부적인 접촉으로부터 보호할 수 있다.
⑧ 재활훈련 시 훈련의 보조적 역할을 수행한다.

4. 스포츠 테이프 사용 시의 주의사항

① 테이핑을 실시하기 전에 응급처치를 먼저 실시한다.

 별다른 부상이 없어 예방 차원에서 테이핑을 할 경우에는 기초 테이핑법에 입각해 시행하면 되지만, 관절의 탈구와 같은 심각한 부상이 발생했다면 즉시 응급처치를 하고 보조적인 처치로서 스포츠 테이핑을 시행해야 한다.

② 혈액순환이 원활하게 테이핑을 실시한다.

 테이핑을 실시할 때 선수와의 의사소통을 통해 혈액순환이 잘 이루어지도록 테이핑을 실시한다. 만약 선수가 피가 안 통한다는 신호를 보내면 그 즉시 조취를 취하거나, 기존에 실시한 테이프를 전부 제거하고 처음부터 혈액순환과 감각기관에 문제가 발생하지 않도록 주의를 기울여 테이핑한다.

③ 알레르기 반응이 심한 선수는 테이프가 피부에 직접 닿지 않도록 주의를 기울여 실시하고, 알레르기 반응이 적은 제품을 선정해 사용한다.

④ 테이핑을 실시할 부위에 상처나 피부질환이 있는지를 확인하고, 만일 증상이 있다면 우선적으로 상처를 처치한 후에 테이핑을 한다.

5. 스포츠 테이핑 시의 금기사항

① 심한 급성 부상의 경우에는 테이핑을 해서는 안 된다.

 팀 전문의의 진단 결과, 의학적 기준으로 인대파열, 골절, 탈구 등의 증상이 있을 경우 즉시 X-Ray 검사와 외과수술 시설이 있는 병원으로 이송해야 한다.

② 부종이 있을 경우에는 테이핑을 해서는 안 된다.

 부상부위에 열이 있고 시간이 지나도 계속 부어 있는 경우에는 염증이 생겼거나 그 외에 다른 이상이 생긴 것을 의심한다. 이상을 알려주는 몸의 신호를 무시하고 무리하게 테이프를 감으면 오히려 그 부위가 무리하게 조여져 혈액순환 장애와 감각기관에 이상이 생겨 부상을 악화시킬 수 있다. 때문에 염증 초기 증상이 의심될 때에는 응급처치 목적 외에는 테이핑을 해서는 안 된다.

③ 피부에 손상이 있는 경우에는 테이핑을 해서는 안 된다.

 테이핑을 실시할 부위에 상처가 있는 경우에는 우선적으로 상처를 처치하고 테이핑을 실시한다. 그러지 않고 테이핑을 하면 상처를 악화시키는 결과를 초래할 수 있다. 또한 피부가 약해 습진, 물집, 변색 등이 되는 경우에는 무조건 테이핑을 하지 않는 것보다 테이프의 종류를 바꾸거나 접착성이 없고 자기들끼리 붙는 자착성 테이프를 사용하는 등 여러 가지 방법을 고안한다.

6. 스포츠 테이프의 종류와 장비

1) 면 테이프(C-tape)

면 테이프는 스포츠 테이핑에서 가장 많이 사용되는 테이프로 관절을 고정하고 근육을 보호하는 '비신축성' 테이프이다. 커팅(cutting) 시 가로와 세로로 커팅할 수 있다고 해서 'cross-tape(C-tape)'라고 하며, 화이트 테이프라 부르기도 한다. 테38㎜ 테이프가 가장 많이 사용된다.

이밖에도 손가락 등에 사용하는 폭이 좁은 19㎜, 25㎜ 테이프와 보다 넓은 부위에 사용되는 50㎜ 테이프가 있다. 사용부위와 용도에 맞게 적절한 폭의 테이프를 선정해서 테이핑하여야 한다.

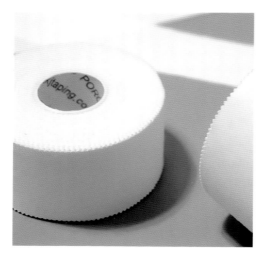
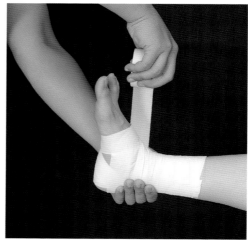

2) 신축성 테이프(elastic-tape)

신축성 테이프는 제조회사나 방직방법의 차이에 따라 크게 3종류(하드타입, 소프트 타입, 라이트 타입)로 분류한다.

» 하드 타입(hard type)

하드 타입의 테이프는 소프트와 라이트 타입에 비해 아주 강한 고정력을 가지고 있다. 하드 타입의 테이프는 무릎관절과 같은 커다란 관절을 특정한 방향으로 고정함과 동시에 가동성도 확보해야 할 때 반드시 필요한 테이프이다. 다만 가위를 사용하지 않으면 잘리지 않는다는 단점이 있다.

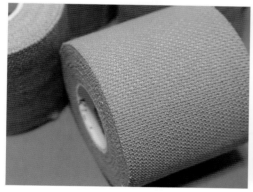
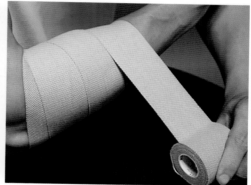

» 소프트 타입(soft type)

테이프의 방직방법 등이 하드 타입과는 다른 부드러운 종류의 신축성 테이프는 손으로도 쉽게 끊을 수 있고 다루기가 쉽다. 주로 피부를 보호하기 위한 목적으로

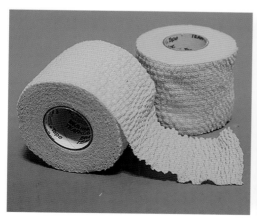
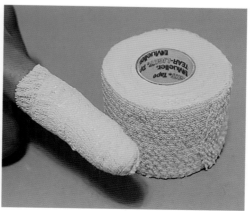

사용하는데, 볼링선수들이 많이 사용해서 볼링 테이프라 불리기도 한다.

» 라이트 타입(light type)

라이트 타입의 테이프는 나비의 유충처럼 쭈글쭈글 주름이 잡혀 있어 주름테이프 라고도 한다. 라이트 타입의 테이프는 하드와 소프트 테이프의 중간 고정력을 가지고 있고, 테이프 중에서도 신축성이 가장 좋다. 라이트 타입의 테이프는 이러한 신축성 때문에 관절부위에 감기 쉽다는 장점이 있고, 테이핑한 후 보강용으로 사용되기도 하며, 붕대대신 이용하기도 한다.

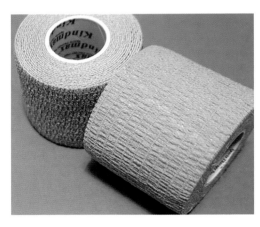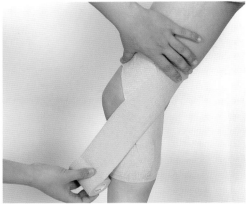

3) 언더 랩(under-wrap)

언더 랩은 스펀지 형태의 폴리우레탄 소재의 테이프로 면 테이프(c-tape)를 감기 전에 피부를 보호하기 위한 목적으로 사용되는 비접착성 테이프이다. 면 테이프(C-tape)는 접착성이 강하고 탄력이 없어 장시간 테이핑을 하면 피부가 약한 사람

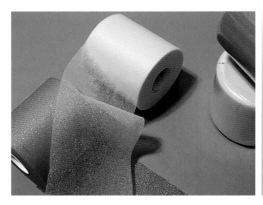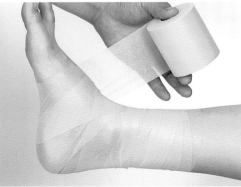

제1부 테이핑의 원리와 기초

은 피부쓸림이나 물집이 생기게 된다. 면 테이프를 붙이기 전에 먼저 언더 랩을 감아두면 피부를 보호하고 테이핑한 부위에 오는 지속적인 충격 등을 흡수하여 부상과 물집을 방지한다.

4) 탄력성 붕대(elastic bandage)

탄력성 붕대는 냉찜질을 할 때 얼음을 고정하여 환부를 압박할 목적으로 사용한다. 또한 넙다리(대퇴부)나 종아리(하퇴부) 등의 근육을 다쳐 압박하려고 할 때에도 탄력성 붕대가 효과적이다. 탄력성 붕대는 다른 테이프와 달리 여러 번 재사용할 수 있다는 장점이 있다.

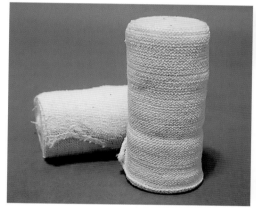
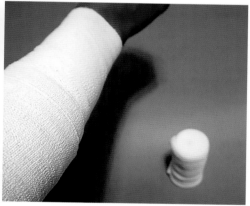

5) 힐 앤 레이스 패드(heel & lace pad)

힐 앤 레이스 패드는 발목 테이핑을 실시할 때 마찰로부터 피부를 보호하기 위해

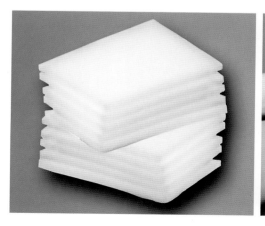
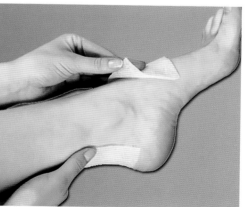

사용한다. 발목관절에 테이핑을 할 때 발등부분과 아킬레스힘줄에 패드를 대고 언더랩을 감아두면 물집과 수포방지를 방지한다.

6) 접착 스프레이와 제거 스프레이

접착 스프레이는 테이프의 고정력을 높이기 위해 사용한다. 테이프가 땀에 의해 떨어지는 것을 방지하고 스포츠 테이프와 언더랩이 피부에 더 견고하게 부착될 수 있도록 도와준다.

제거 스프레이는 테이프가 피부에 직접 붙었을 경우 원활하게 제거할 수 있도록 도와주는 스프레이다.

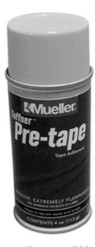 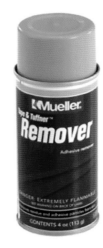

접착 스프레이   제거 스프레이

7) 테이프 커터(Cutter)

테이프 커터는 샤크(shark)라고 부르기도 하는데, 감겨진 테이프를 한 번에 자를 수 있는 유용한 도구다. 칼날이 붙은 쪽을 테이프와 피부 사이에 끼워 넣고, 손으로 잡고 밀면서 잘라 나간다. 테이프를 자를 때 피부에 상처를 내지 않도록 주의해야 한다.

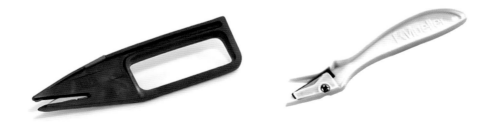

8) 가위

키네시오 테이프, 스포츠 테이프, 패드, 붕대 등을 자르거나 제거할 때 많이 사

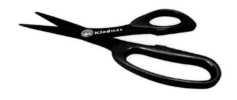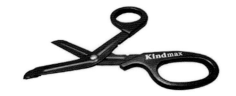

용하는 전용 가위이다. 특히 테이프 제거용 가위는 피부에 상처가 나지 않도록 앞이 둥근 것이 특징이다.

7. 스포츠 테이핑의 처치 단계

① 안정된 자세 확보

선수가 다양한 자세에서 테이핑을 받을 수 있도록 마사지 베드나 긴 탁자 등을 이용하여 테이핑을 실시하는 것이 좋다. 그러지 못할 경우에는 발을 받칠 만한 받침 대를 준비해서 테이핑을 실시하고, 발목의 경우는 발을 직각으로 굽힐 수 있게 손으로 잡고 테이핑을 한다.

② 테이핑할 부위에 대한 위생적 처치

테이핑할 부위가 청결하지 않거나 체모가 있으면 테이프의 고정력과 접착력이 떨어지게 되어 효과가 줄어든다. 테이핑할 부위를 청결히 하고 제모와 접착 스프레이를 통해 테이핑의 효과를 높이도록 한다.

③ 피부의 보호

언더랩을 이용하여 면 테이프의 강한 접착력으로부터 피부를 보호하고, 피부가 많이 약한 경우에는 바셀린을 바르거나 힐 앤 레이스 패드를 사용한다.

④ 테이핑 시행

선수의 성향, 신체구조, 부위의 상태 등을 파악하고 의사소통을 통하여 시행하도록 한다.

⑤ 최종 상태 확인

테이핑할 부위의 혈액순환 유무와 감각의 이상, 피부손상 여부, 불편함 등을 확인하고, 이상이 있을 때에는 조취를 취하거나 제거한 후 다시 테이핑한다.

8. 스포츠 테이프 사용방법

1) 면 테이프(C-tape) 사용방법

스포츠 테이핑을 선수에게 능숙하고 효과적으로 시행하기 위해서는 평소에 많은 연습이 필요하다. 면 테이프(C-tape)를 손으로 커트(cut)할 때는 양손의 엄지와 검지를 테이프끝에 맞물려 서로 밀착한 상태에서 테이프의 끝 면을 잡고 상하방향으로 서로 교차시켜 자른다. 테이프는 가로방향 혹은 세로방향으로 필요한 부위와 용도에 따라 잘라서 사용한다.

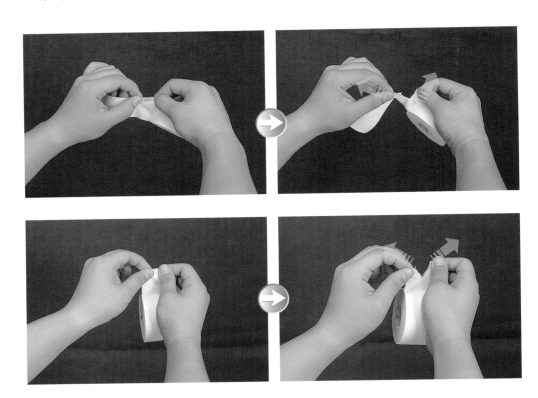

2) 언더랩(under-wrap) 사용방법

면 테이프(c-tape)를 피부에 직접 붙임으로써 생길 수 있는 피부쓸림 또는 물집으로부터 피부를 보호하기 위해 사용하는 것이 언더랩이다.

언더랩은 접착력이 없으므로 손으로 언더랩을 누르면서 감고, 발목은 직각으로

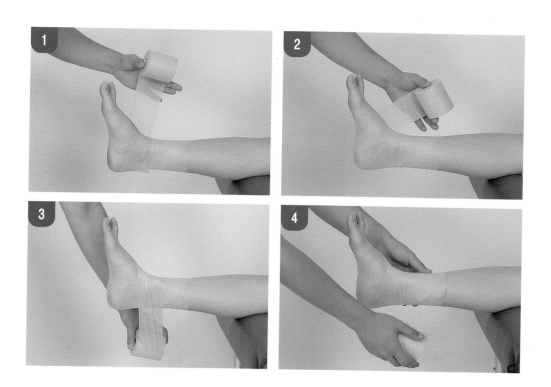

굽힌 상태를 계속 유지하게 한다. 언더랩은 쉽게 잘라지므로 특별한 기술이 필요 없다. 자른 후에는 랩이 풀리지 않도록 바로 테이핑에 들어가야 한다.

3) 신축성 테이프(elastic-tape) 사용방법

태권도 경기장에서는 신축성 테이프 중 주로 라이트 타입의 테이프를 많이 사용하는데, 면 테이프(C-tape)와 커트(cut) 방법은 동일하다. 오히려 면 테이프보다 부드럽고 신축성이 좋아 손으로 찢어 사용하기 쉽다. 테이핑할 부위에 맞춰 길이를 재어 사용하도록 한다.

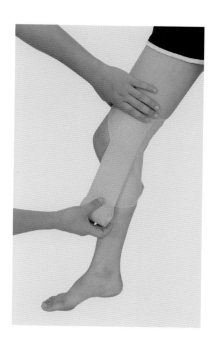

9. 스포츠 테이핑의 기본 테크닉

1) 앵커 테이핑

앵커(anchor)는 배를 정박할 때 사용하는 닻을 의미하는 말로, 언더랩을 고정하고 테이핑의 범위를 설정하는 등 테이핑의 기반이 되는 시작라인이다.

앵커 테이프를 붙일 때는 언더랩을 벗어나 피부에 테이프가 붙지 않도록 주의해야 한다.

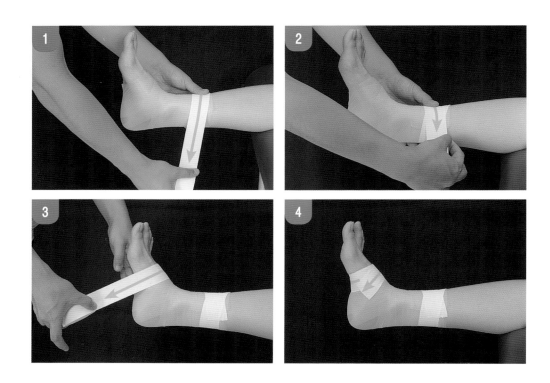

2) 스터럽 테이핑

스터럽(stirrup)은 말의 안장에서 발을 지탱하기 위해 매단 끈을 말하는데, 테이핑에서는 발목을 안팎으로 접질리지 않게 지탱해주는 기둥 역할을 한다.

테이프를 앵커(anchor)에서 시작하여 발목 안쪽에서 바깥쪽까지 힘껏 잡아당겨 붙인다. 사람의 체중에 따라 2~3번 이상 테이프를 붙인다. 외반(발의 가쪽번짐) 동작을

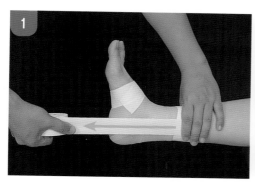

제한하고 싶은 경우에는 반대로 발목의 바깥쪽에서 안쪽으로 테이프를 붙인다.

3) 서큘러

써큘러(circular)는 원형의 회전(순환)을 뜻하는 말로, 스터럽(stirrup)을 고정하기 위해 앵커부터 복사뼈까지 테이프를 감는 것을 말한다.

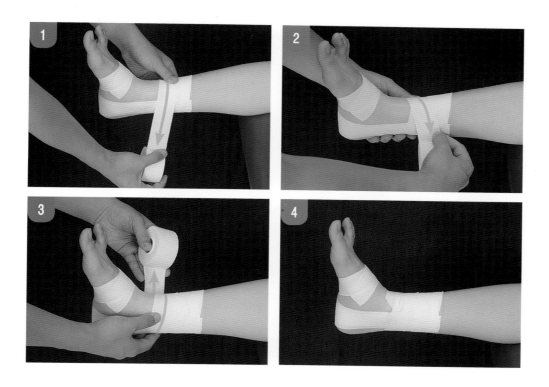

4) 호스슈

호스슈(horse shoes)는 말발굽을 뜻하며, 테이핑을 한 모양이 말발굽과 같다 하여 붙은 이름이다. 스트럽을 보강하며 아킬레스힘줄을 보호하는 역할을 한다. 안쪽 복사뼈 밑에서 시작하여 아킬레스힘줄을 지나 테이프를 3~4회 정도 붙인다.

호스슈는 섰을 때 지면과 수평이 되도록 붙이는 테이핑 방법인데, 발목관절의 경우 발등의 좌우 부분을 누르는 역할을 하여 발이 좌우로 치우치지 않도록 한다.

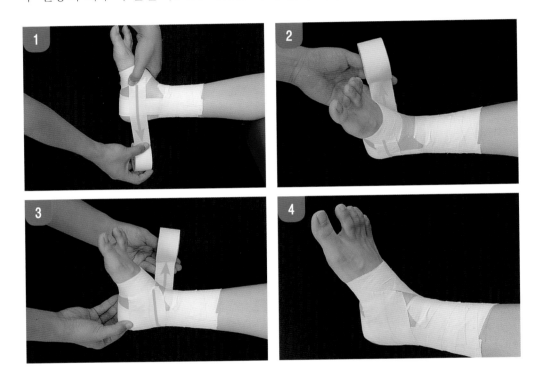

5) 힐록

힐록(heel lock)은 신발이 헐렁거리지 않도록 발을 확실히 감아주는 매듭을 의미하는 말로, 발꿈치가 좌우로 치우쳐지는 것을 방지하는 테이핑 방법이다. 선수의 부상, 성향, 신체특성 등에 따라 라지(large), 스몰(small), 바이래터럴(bilateral) 힐록을 적용하거나 조합한다.

① 라지 힐록(large heel lock)
라지 힐록(large heel lcok)은 발목이 두껍고 강한 고정력을 선호하는 선수들에게 좋은 테이핑이다. 테이프를 X자형으로 감아 발꿈치뼈를 고정한다는 점이 특징이고, 안쪽에서 가쪽을 향해서 감을 때 힘을 주는 것이 핵심이다.

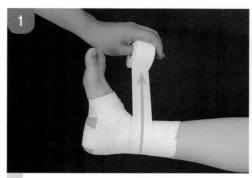

테이프를 안쪽 정강이에 걸리게 하여 붙이기 시작한다.

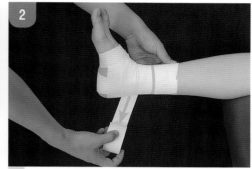

아킬레스힘줄을 향하여 대각선 방향으로 감는다.

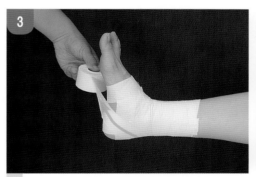

이어서 발꿈치뼈에 걸어 붙인다. 이때 안쪽에서 가쪽으로 힘을 주며 테이프를 붙인다.

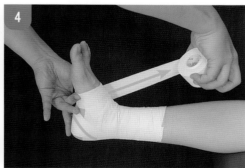

발등을 지나 발바닥을 향하여 붙인다.

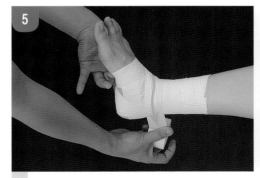

발꿈치뼈에 걸리게 하여 아킬레스힘줄을 향하며 붙인다.

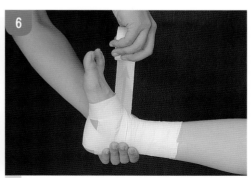

아킬레스힘줄을 휘감아 다시 발등쪽으로 붙인다.

제1부 테이핑의 원리와 기초

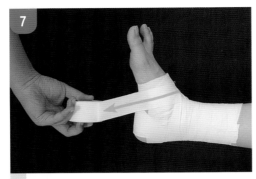

발등에서 발바닥쪽으로 감는다.

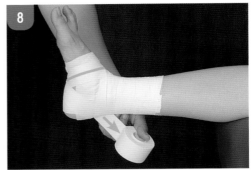

아킬레스힘줄을 향하여 대각선 방향으로 감는다.

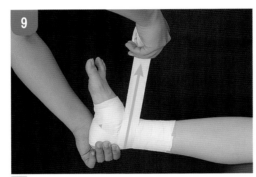

아킬레스힘줄을 휘감아 종아리쪽으로 방향을 바꾼다.

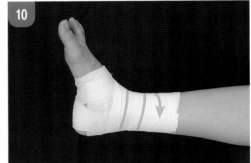

처음 시작한 부분을 2~3바퀴 덮으며 마무리한다.

② 스몰 힐록

스몰 힐록(small heel lock)은 적당한 안정성과 운동성을 선호하는 선수들에게 좋은 테이핑 방법이다. 라지 힐록과 역할은 같으나 감는 방법에는 차이가 있다.

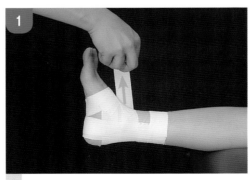

가쪽 복사뼈에서 테이프를 붙이기 시작한다.

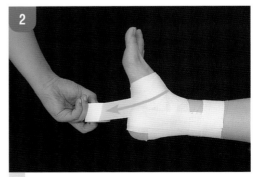

이어서 발등을 지나 발꿈치쪽으로 테이프를 붙인다.

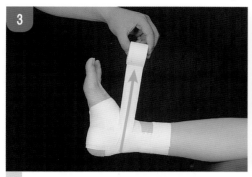

안쪽복사뼈 윗부분을 지나 가쪽복사뼈를 덮으며 붙인다.

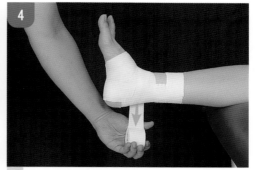

아킬레스힘줄에서 발꿈치쪽으로 감는다.

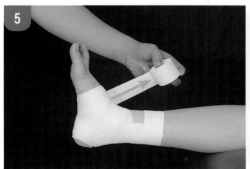

발꿈치를 지나 발등쪽으로 감는다.

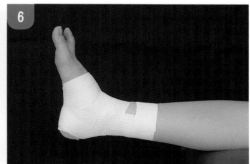

안쪽복사뼈에서 마무리한다.

③ 바이래터럴 힐록

바이래터럴 힐록(bilateral heel lock)은 발목을 안쪽과 가쪽에 관계없이 안팎대칭으로 테이핑하여 발목관절을 고정하는 안정적인 테이핑 방법이다.

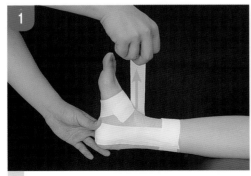

가쪽복사뼈 위에서 시작하여 발등쪽을 향하여 테이프를 붙인다.

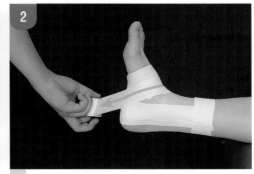

이어서 발등을 지나 발바닥쪽으로 테이프를 붙인다.

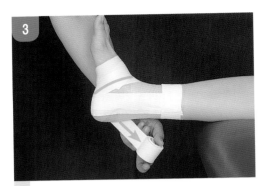

발바닥을 걸어 발꿈치를 감싼다.

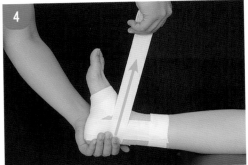

발꿈치를 지나 아킬레스힘줄을 휘감는다.

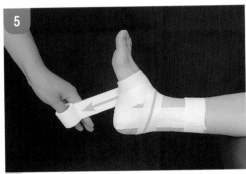

다시 발등을 지나 발바닥쪽으로 감는다.

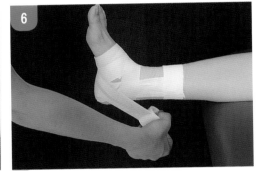

발바닥을 지나 발꿈치를 감싼다.

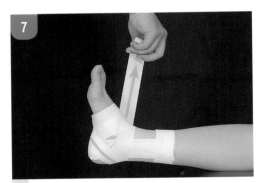

아킬레스힘줄을 지나 가쪽복사뼈를 지나
도록 붙인다.

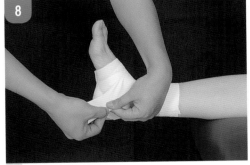

안쪽복사뼈에서 마무리한다.

④ 피겨 에이트

피겨 에이트(figure 8)는 숫자 8이라는 의미로, 힐록(heel lock) 전·후에 발목에 안정감을 갖게 하는 테이핑으로 8자 모양으로 감는 것이 특징인 테이핑 방법이다.

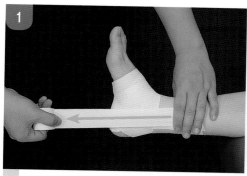

안쪽복사뼈에서 시작해 발바닥쪽으로 감는다.

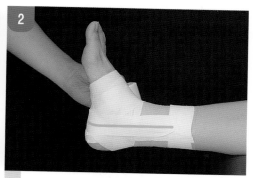

발바닥을 지나 발등으로 올라온다.

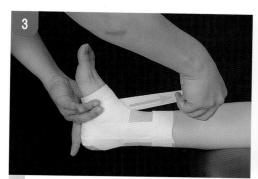

발등에서 안쪽복사뼈쪽을 향하게 감는다.

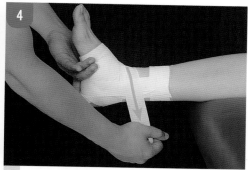

안쪽복사뼈 위쪽으로 휘감는다.

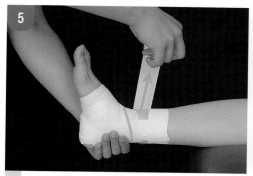

두세 차례 감아올라간다.

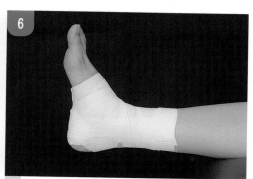

시작한 부위를 감싸며 마무리한다.

⑤ 스파이럴 서포트

스파이럴 서포트(spiral support)는 움직이는 관절을 지지하려고 할 때 사용하는 테이핑 방법이다. 무릎과 팔꿈치와 같은 관절을 나선형으로 테이핑하여 관절의 안정성을 높이는 테이핑 방법이다.

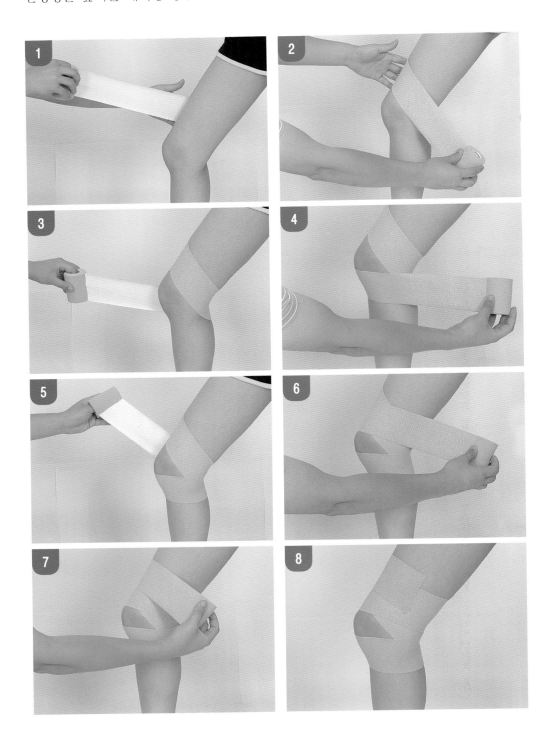

넙다리(대퇴부) 정면 중간 정도의 높이에서 시작하여 무릎 안쪽과 뒤쪽을 지나 가쪽을 향해 나선형으로 테이프를 감은 후, 정강이를 지난 지점에서 좌우 대칭이 되도록 반대쪽에도 같은 방법으로 테이프를 붙여서 마무리한다.

⑥ X 서포트

X 서포트(X-support)는 무릎과 팔꿈관절의 안쪽과 가쪽을 지지할 필요가 있을 때 붙이는 테이핑 방법이다. 테이프를 붙일 때는 필요한 길이만큼 한 번에 풀어놓고 늘리면서 붙여야 고정력이 높아진다. 고정력이 약한 경우에는 X 서포트를 반복하여 이중으로 붙여 보완한다.

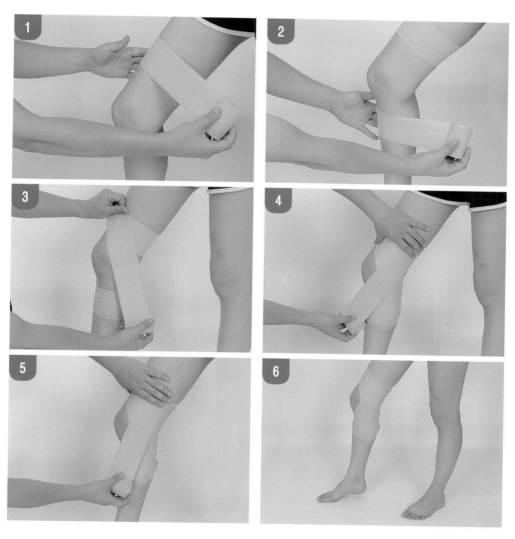

안쪽 X 서포트

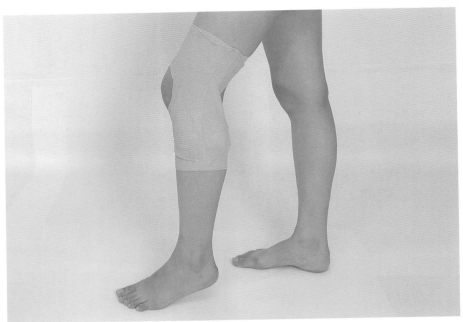

가쪽 X 서포트

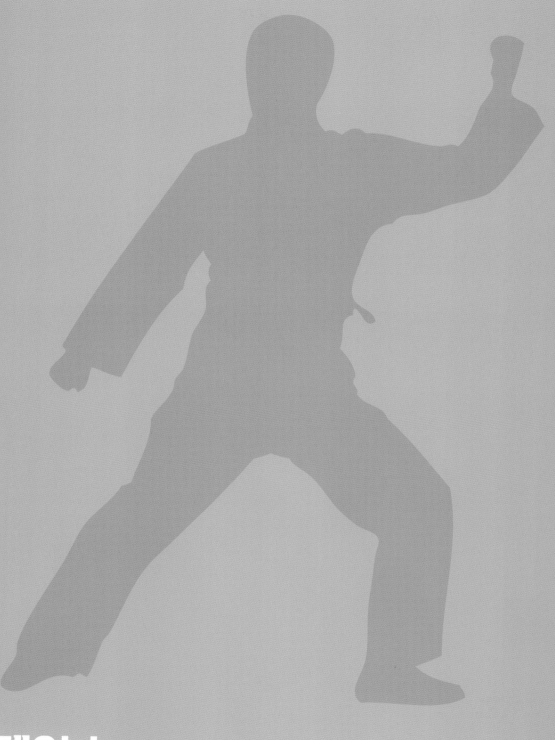

제2부
부위별 테이핑

제1장 다리의 테이핑

태권도 겨루기는 발로 상대에게 타격을 가하여 득점을 얻는 종목으로 경기와 훈련 중 다리부위에 부상이 자주 발생한다. 상대를 타격할 때나 상대로부터 타격을 받으면 타박상을 입게 되며, 심한 경우에는 뼈가 부러지는 골절상을 입기도 한다. 또한 스텝을 밟는 동작에서 발생하는 발목과 무릎의 염좌, 무리한 동작으로 인한 근육좌상 등 훈련과 경기 중 다리에는 크고 작은 부상이 자주 발생한다.

다리는 모든 선수에게 중요한 신체부위이므로 부상방지와 부상 시에 통증을 완화시키고 신체기능의 유지에 도움이 되는 테이핑 방법을 익히는 것이 좋다.

1. 발목 테이핑

발목은 종아리와 발등을 잇는 관절부위로서, 우리 몸을 지탱하고 걷기와 뛰기가 가능하도록 돕는 역할을 한다. 발목 움직임과 관련된 통증과 상해는 대부분 발목 가쪽의 상해(안쪽번짐)가 많다. 해부학적으로 발목관절에 있는 4개의 안쪽인대가 가쪽보다 더 짧고 단단하게 지지하고 있지만, 가쪽인대는 3개로만 구성되어 있어 구조상 안쪽인대보다 약해 상해가 많이 발생한다.

발목부상은 태권도 경기 중 타격에 의해서도 많이 일어나지만, 격렬한 스텝으로 바닥에 걸려 발생하기도 한다. 또한 과도한 훈련으로 발목관절 주변의 근육이 피로해져 단축되면 그로 인한 만성적인 통증을 호소하기도 한다.

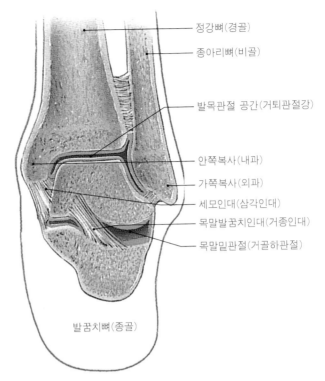

정강뼈(경골)
종아리뼈(비골)
발목관절 공간(거퇴관절강)
안쪽복사(내과)
가쪽복사(외과)
세모인대(삼각인대)
목말발꿈치인대(거종인대)
목말밑관절(거골하관절)

발꿈치뼈(종골)

발목관절의 뒷면 (Posterior View of Ankle Joint)

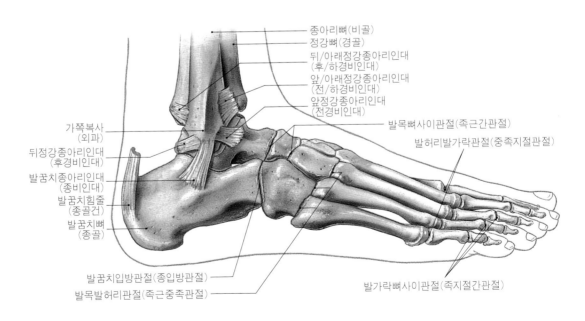

종아리뼈(비골)
정강뼈(경골)
뒤/아래정강종아리인대
(후/하경비인대)
앞/아래정강종아리인대
(전/하경비인대)
앞정강종아리인대
(전경비인대)
발목뼈사이관절(족근간관절)
발허리발가락관절(중족지절관절)

가쪽복사
(외과)
뒤정강종아리인대
(후경비인대)
발꿈치종아리인대
(종비인대)
발꿈치힘줄
(종골건)
발꿈치뼈
(종골)

발꿈치입방관절(종입방관절)
발목발허리관절(족근중족관절)

발가락뼈사이관절(족지절간관절)

발목관절의 옆면 (Lateral View of Ankle Joint)

42

1. 발목의 통증완화를 위한 기초 키네시오 테이핑

발목에 통증이 있을 때 기본적으로 누구나 간단히 할 수 있는 테이핑 방법이다. 혼자서도 하기 쉽고, 훈련하기 전에 테이핑을 하면 발목근육을 지지하여 기능향상에 도움이 되고, 근육의 피로감도 줄일 수 있다.

Tip 사람마다 신체부위의 크기가 다르기 때문에 테이프를 붙일 때는 붙일 부위를 먼저 테이프로 측정하여 길이에 맞게 잘라서 사용한다.

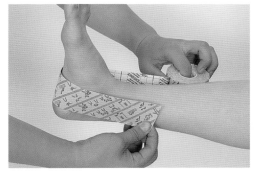
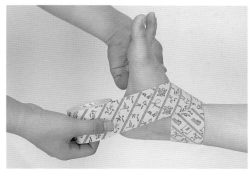

Tip 테이프를 반으로 접었다 편 후에 접힌 부분의 종이만 손으로 찢어내서 중앙을 잡으면 테이핑하기 편하다.

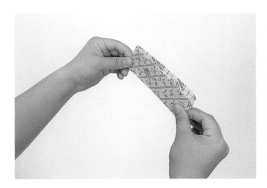
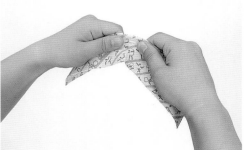

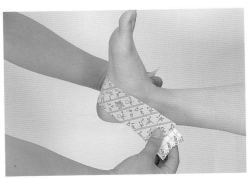 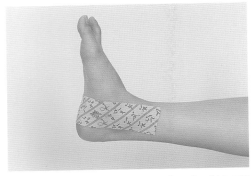

1 발목을 90°로 만든 상태에서 I자형 테이프로 안쪽·가쪽 복사뼈를 덮으며 테이프를 붙인다.

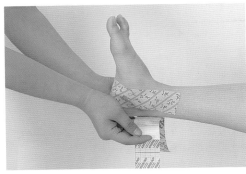 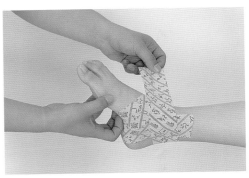

3 발목을 90°로 만든 상태에서 I자형 테이프를 아킬레스힘줄에서부터 붙이기 시작한다.

4 이어서 발목을 편 상태에서 X자로 테이프가 교차되도록 붙인다.

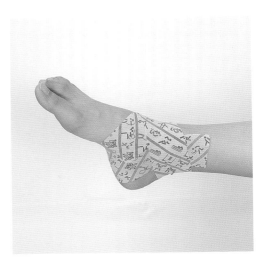

5 완성된 모습

2. 발목의 부상예방을 위한 기초 스포츠 테이핑

태권도 겨루기 시합에서는 전자호구와 발등센서의 도입으로 발등에 테이프를 감을 수 없다는 규제가 만들어졌다. 물론 의사의 소견서가 있으면 테이핑이 가능하지만, 이러한 규제가 있기 때문에 그에 맞는 테이핑 방법이 필요하다. 발목 테이핑은 경기 중에 생길 수 있는 염좌예방에 도움이 될 뿐만 아니라 부상으로부터 2차 손상을 예방하기 때문에 중요하다.

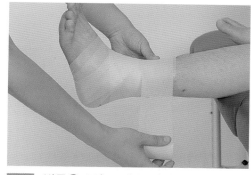

1 발목을 90°로 만든 상태에서 언더랩을 감는다.

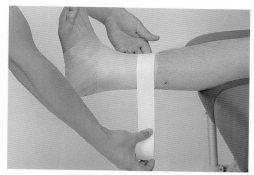

2 앵커를 한 줄 감아 언더랩을 고정시킨다.

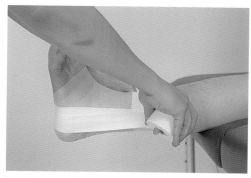

3 스터럽을 2~3번 붙인다.

 면 테이프 한 장이 버틸 수 있는 최대 무게는 약 25㎏ 정도이다. 선수의 체급과 성향, 발목의 안정성 등을 고려하여 스터럽을 2~3번 이상 붙인다.

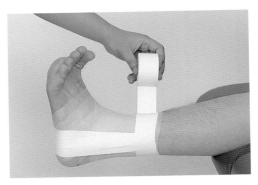
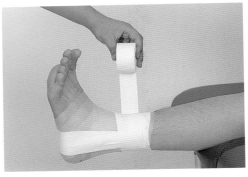

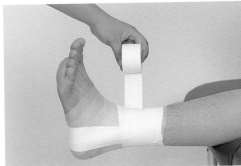

4 서큘러를 복사뼈까지 감아 내려오며 스터럽을 고정시킨다.

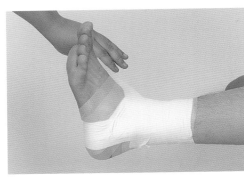
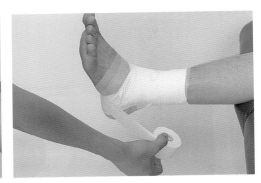

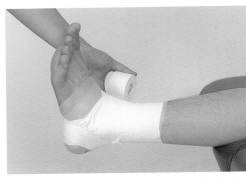
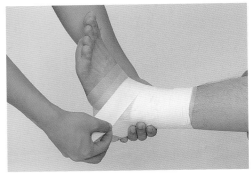

5 힐록을 감아 발꿈치의 안정성을 더한다.

tip 힐록을 감을 때는 선수의 성향, 발목의 안정성 등을 고려해서 스몰, 라지, 바이래터널 힐록 중에서 선택하여 붙인다.

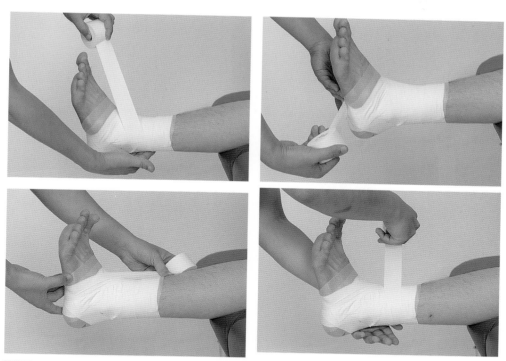

6 힐록을 감고도 안전성이 부족하다고 판단되면 피겨 에이트를 추가하여 안정성을 높인다.

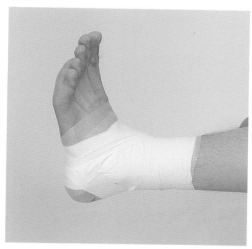

7 완성된 모습

 부상예방 테이핑에서는 호스슈 테이핑을 빼고 테이핑을 하였다. 그 이유는 발로 타격할 때에는 발목을 펴고 타격하게 되는데, 호스슈 테이핑을 하면 발목의 유연성이 떨어져서 발목을 펴서 타격하기 불편하기 때문이다.

제1장 다리의 테이핑

3. 발목의 안쪽·가쪽의 심화 키네시오 테이핑

발목을 안쪽 혹은 가쪽으로 움직였을 때 생기는 통증에 도움이 되는 심화 테이핑 방법이다.

Tip 사람마다 신체부위의 크기가 다르기 때문에 테이프를 붙일 때는 붙일 부위를 먼저 테이프로 재고, 길이에 맞게 잘라서 사용한다.

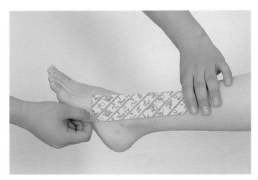

1 발목을 편하게 두고 가쪽복사 위에서 시작하여 복사뼈를 덮으며 I자형 테이프를 한 장 붙인다.

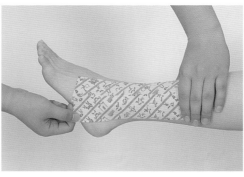

2 테이프를 1/3 정도 겹치게 해서 한 장 더 붙여준다.

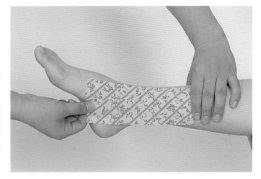

Tip 안쪽에 통증이 있을 경우에는 안쪽복사뼈에 같은 방법으로 붙이면 된다.

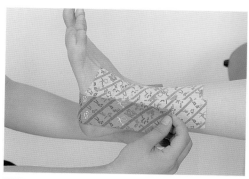 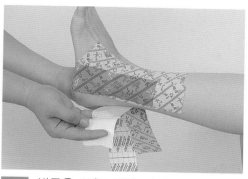

3 발목을 90°로 만든 상태에서 Ⅰ자형 테이프를 발꿈치에서 시작하여 U자 모양으로 복사뼈를 덮어 기둥을 세우듯이 붙인다.

4 발목을 90°로 만든 상태에서 아킬레스 힘줄에서부터 붙이기 시작한다.

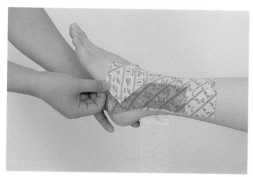 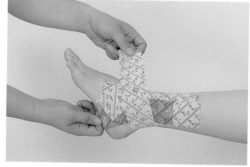

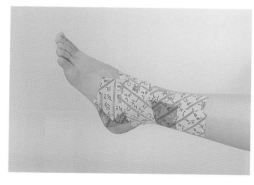

5 발목을 편 상태에서 테이프가 X자로 교차되도록 붙인다.

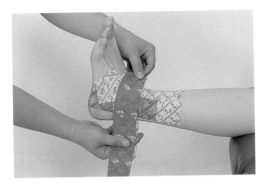

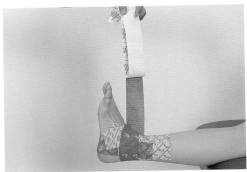

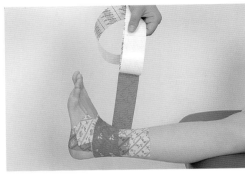

6 발목을 90°로 만든 상태에서 복사뼈를
감싸며 2~3번 감아 붙인다.

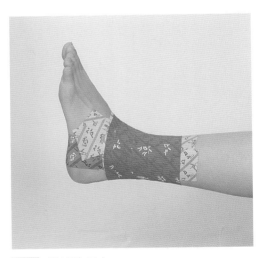

7 완성된 모습

4. 발목을 올릴 때 통증이 있는 경우의 심화 키네시오 테이핑

발목을 올릴 때 도움을 주는 근육은 정강이쪽에만 있는 것이 아니라 발가락에도 붙어 있다. 그렇기 때문에 발가락까지 연결하여 테이프를 붙이면 통증완화에 훨씬 더 도움이 된다.

tip 테이프를 붙일 때 늘려서 붙이면 발가락의 혈액순환이 되지 않는 문제가 생기므로 주의해서 붙여야 한다.

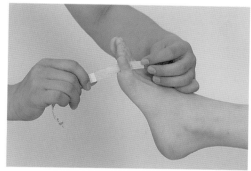

1 발을 편하게 둔 상태에서 ㅣ자형 테이프를 얇게 잘라 발가락을 감싼다.

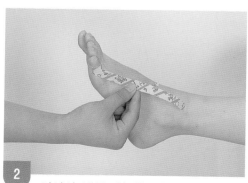

2 이어서 발등 위 힘줄을 따라 발목을 향해 테이프를 붙인다.

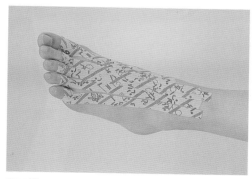

tip 5개의 발가락에 모두 테이프를 붙인다.

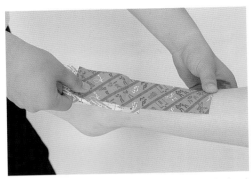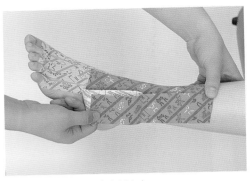

3 I자형 테이프를 발등에서 시작하여 정강이근육을 따라 2장 붙인다.

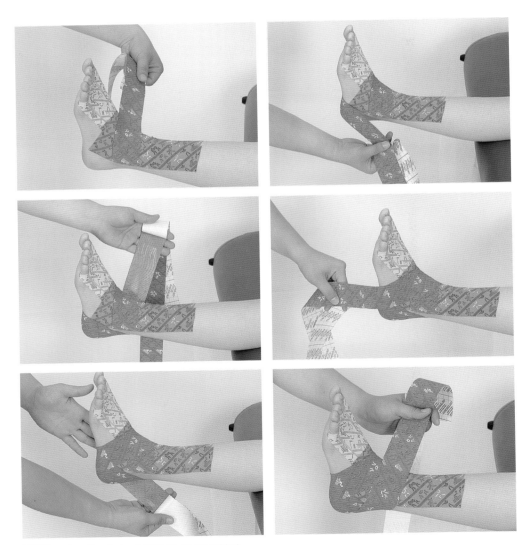

4 힐록을 감아 테이핑을 마무리한다.

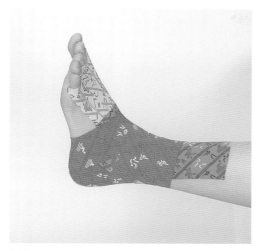

5 완성된 모습

2. 아킬레스힘줄 테이핑

아킬레스힘줄은 서 있을 때 넘어지지 않도록 신체를 지탱하고, 종아리근육의 수축에 의해 걷거나 뛰는 동작을 할 수 있도록 발꿈치뼈와 종아리근육을 이어주는 밧줄과 같은 두꺼운 힘줄이다.

태권도 겨루기에서는 상대를 타격할 때나 타격을 받을 때, 훈련할 때, 오래달리기, 격렬한 점프동작 등에서 염증이 발생하는 경우가 많다.

훈련하기 전에 I자형 테이프를 아킬레스힘줄을 따라 붙여 발목을 지지하면 부상을 방지할 수 있다.

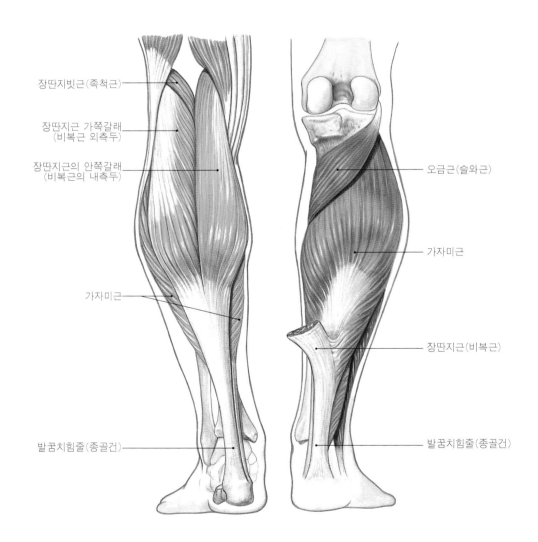

발 뒤쪽의 근육과 아킬레스힘줄

1. 아킬레스힘줄의 통증완화를 위한 심화 키네시오 테이핑

아킬레스힘줄에 통증이 있을 때 다음과 같이 테이핑을 실시한다.

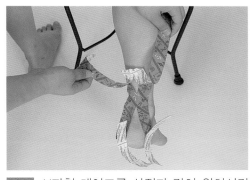

 X자형 테이프는 I자형 테이프를 반으로 접어 2/3 지점까지 자르면 된다.

1 X자형 테이프를 사진과 같이 위치시킨다.

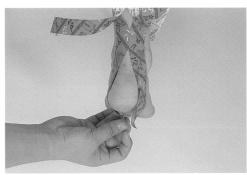

2 X자형 테이프의 첫 번째 갈래로 발꿈치를 감싸며 붙인다.

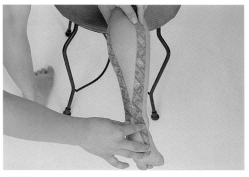

3 X자형 테이프의 두 번째 갈래를 종아리 모양을 따라 V자 모양으로 붙여준다.

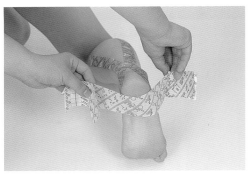

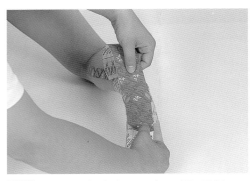

4 발목을 90°로 만든 상태에서 I자형 테이프를 발꿈치에서 시작하여 U자 모양으로 복사뼈를 덮어 발목에 기둥을 세우듯이 붙인다.

5 쐐기변형 테이프를 발꿈치를 중심으로 발바닥과 아킬레스힘줄에 붙인다.

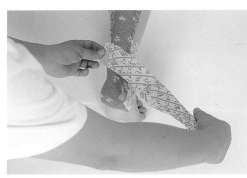

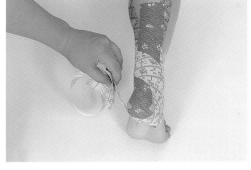

6 I자형 테이프를 종아리 한가운데의 V자를 그리는 지점에서 시작하여 복사뼈를 지나 U자 모양으로 발목에 기둥을 세우듯이 붙인다.

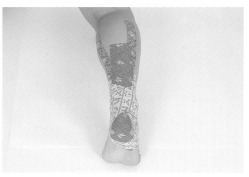

7 반대편도 같은 방법으로 붙여 마무리한다.

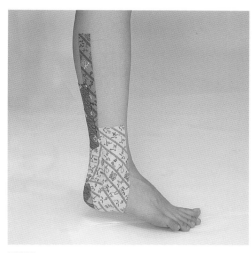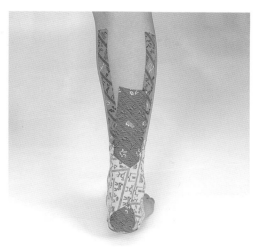

5 완성된 모습

3. 발등 테이핑

발등은 발가락과 발목 사이의 윗부분 말한다. 태권도 겨루기에서는 발등으로 타격을 할 때 상대의 팔꿈치나 무릎 등에 부딪쳐서 상해가 많이 발생한다. 심할 경우에는 뼈가 부러지는 골절상을 입기도 한다. 심하게 타박상을 입으면 걷기뿐만 아니라 발가락을 움직이기도 힘들 정도로 통증이 심하다.

타박상을 입었을 경우에는 부기를 가라앉히기 위해 얼음찜질과 붕대로 압박하는 응급처치를 먼저 해야 한다. 이후 회복기에는 테이핑으로 통증을 완화하고, 근육기능을 향상시키는 훈련을 하면 빠르게 복귀할 수 있다. 평소 발등부상을 자주 입는 선수는 훈련할 때 발등에 패드나 언더랩을 말아 대고 테이프를 붙여 고정시키도록 한다.

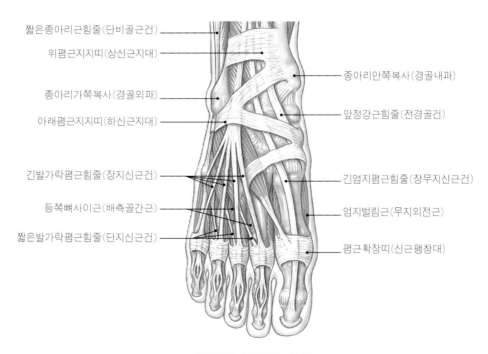

짧은종아리근힘줄(단비골근건)
위폄근지지띠(상신근지대)
종아리가쪽복사(경골외과)
아래폄근지지띠(하신근지대)
긴발가락폄근힘줄(장지신근건)
등쪽뼈사이근(배측골간근)
짧은발가락폄근힘줄(단지신근건)

종아리안쪽복사(경골내과)
앞정강근힘줄(전경골건)
긴엄지폄근힘줄(장무지신근건)
엄지벌림근(무지외전근)
폄근확장띠(신근팽창대)

발등의 근육과 힘줄

1. 발등의 통증완화를 위한 심화 키네시오 테이핑

발등에 통증이 있을 때 다음과 같이 테이핑을 실시한다.

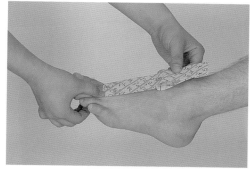

1 ㅣ자형 테이프를 발등 안쪽을 덮으며 붙인다.

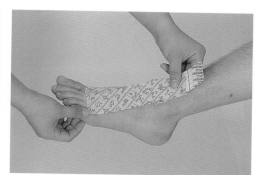

2 반대쪽 발등도 같은 방법으로 붙인다.

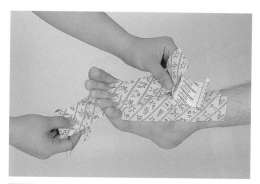

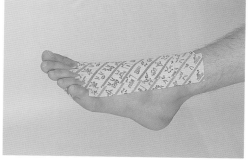

3 쐐기형 테이프를 둘째, 셋째, 넷째 발가락 사이에 끼워 발등과 발바닥에 함께 붙인다.

Tip 쐐기형 테이프 자르는 방법

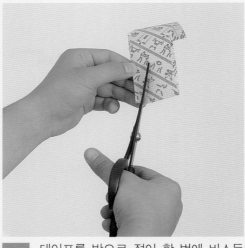

1 테이프를 반으로 접어 한 번에 비스듬이 자른다.

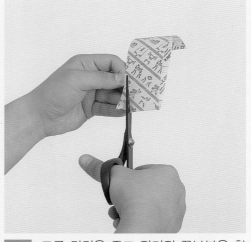

2 조금 간격을 주고 잘려진 끝부분을 향해 비스듬히 자른다.

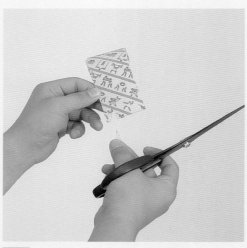

3 잘려진 쐐기부분을 떼어낸다.

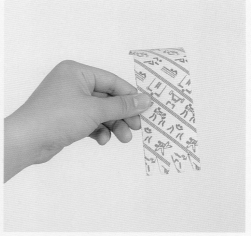

4 같은 방법으로 일정한 간격을 두고 두 번 더 실시한다.

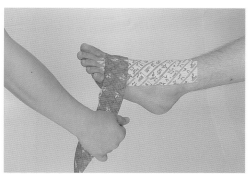 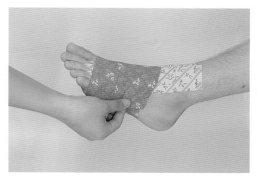

4 발바닥과 발등을 I자형 테이프로 함께 감아 마무리한다.

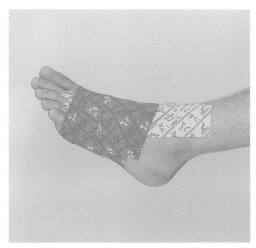

5 완성된 모습

4. 발가락 테이핑

태권도 겨루기에서는 상대방을 공격할 때 보호장구에 발가락이 걸려 부상을 입거나, 빠르게 빠지는 상대를 쫓아갈 때 발끝으로 세게 딛는 동작을 취하다 발가락이 꺾이는 손상을 입는 경우가 많다.

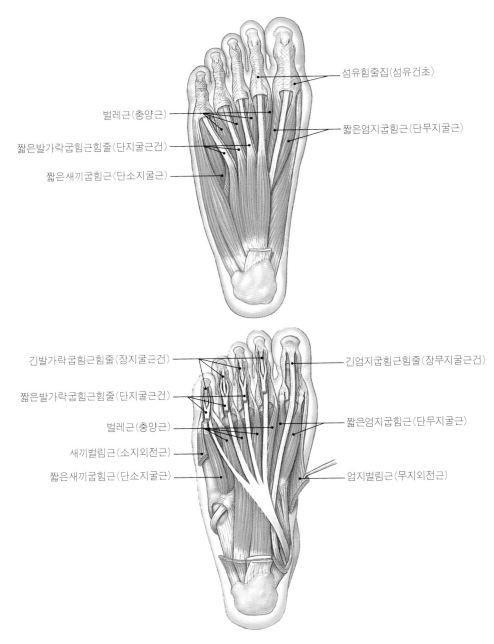

발과 발가락을 움직이는 근육과 힘줄

1. 발가락의 통증완화를 위한 기초 키네시오 테이핑

발가락을 올리는 동작을 할 때 통증이 있으면 발등쪽에 테이프를 붙이고, 내리는 동작을 할 때 통증이 있으면 발바닥쪽에 붙이는 것이 효과적이다. 테이핑을 하고 난 후에는 훈련 중에 테이프가 떨어지지 않도록 면 테이프를 붙여 고정시킨다.

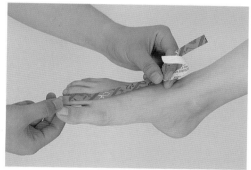

1 얇게 자른 I 자형 테이프를 발가락 두 번째마디에서 힘줄을 따라 붙인다.

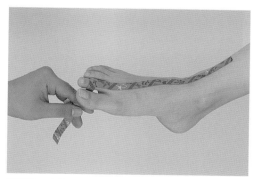

2 발을 편하게 둔 상태에서 I 자형 테이프를 얇게 잘라 발가락마디를 감싼다.

 테이프를 붙일 때 늘려서 붙이면 발가락의 혈액순환이 되지 않는 문제가 생기므로 주의해서 붙여야 한다.

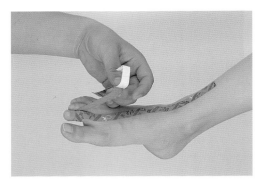 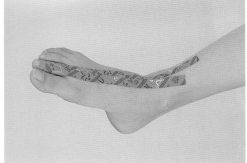

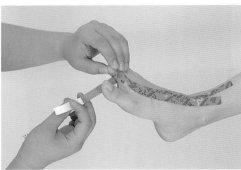 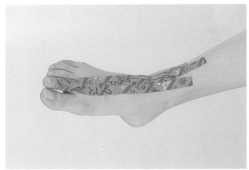

3 이어서 힘줄을 따라 발등에 테이프를 붙인다.

tip 발가락을 굽힐 때 통증이 있으면 발바닥을 향해서 붙인다.

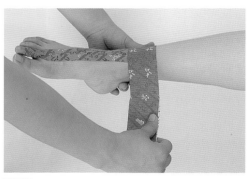 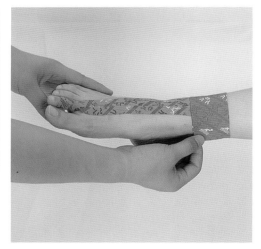

4 테이프를 감아 고정하여 마무리 한다.

5 완성된 모습

2. 엄지발가락의 통증완화를 위한 심화 키네시오 테이핑

　발가락 중에서 가장 크고 체중을 많이 지탱해주는 엄지발가락은 태권도 선수들이 부상을 많이 입는 부위 중의 하나이다. 시합 중 엄지발가락에 통증이 있으면 걸음걸이와 중심을 잡아 공격하는 동작에 많은 영향을 준다. 테이핑을 하면 통증을 완화시키고 발가락을 지지하는 데 도움이 된다.

Tip 이 테이핑 방법은 새끼발가락의 통증에도 적용이 가능하다.

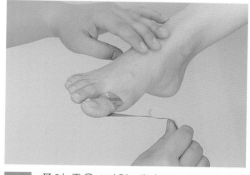

1 폭이 좁은 Ⅰ자형 테이프로 엄지발가락을 감싸 붙인다.

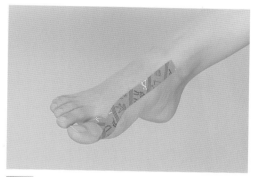

2 힘줄을 따라 발등을 향해 붙인다.

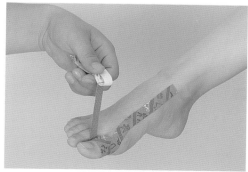

3 같은 방법으로 힘줄을 따라 발등을 향해 테이프를 붙인다.

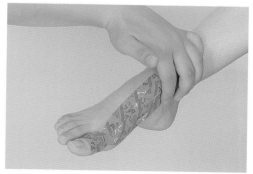

4 같은 방법으로 2~3번 빈 공간을 채우며 테이프를 붙인다.

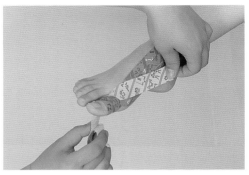

5 쐐기변형 테이프로 발가락 사이를 걸어 발등을 덮으며 붙인다.

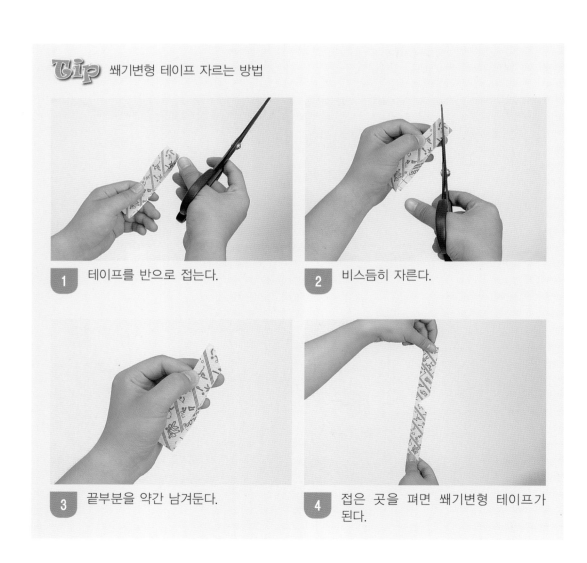

tip 쐐기변형 테이프 자르는 방법

1 테이프를 반으로 접는다.

2 비스듬히 자른다.

3 끝부분을 약간 남겨둔다.

4 접은 곳을 펴면 쐐기변형 테이프가 된다.

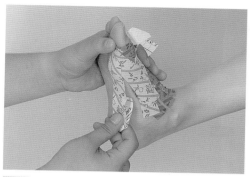 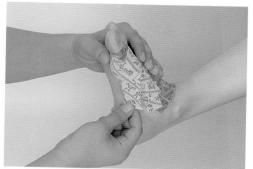

6 같은 방법으로 쐐기변형 테이프를 발바닥을 향하여 붙인다.

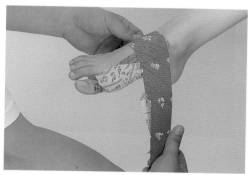

7 긴 I자형 테이프로 발등을 감고 테이핑을 마무리한다.

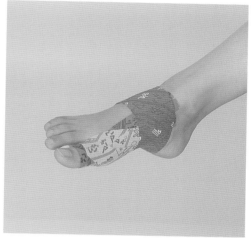

8 완성된 모습

3. 엄지발가락의 상해예방을 위한 심화 스포츠 테이핑

엄지발가락의 부상을 예방하고 부상으로 인한 2차 손상을 방지할 뿐만 아니라
필요에 따라 굽히기, 펴기 동작을 제한시킬 수도 있다.

Tip 38mm 면 테이프를 사용하여 테이핑한다.

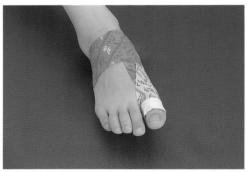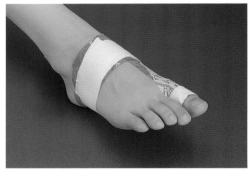

1 엄지발가락마디와 발등에 앵커를 한 줄씩 감는다.

Tip 엄지발가락마디에 앵커를 붙일 때는 폭이 좁은 테이프를 사용하거나 38mm 면 테이
프를 세로로 찢어서 붙인다.

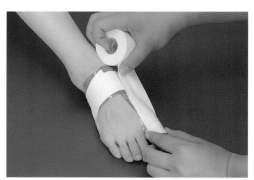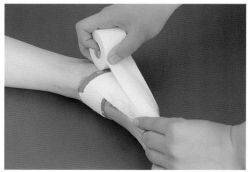

2 앵커와 앵커를 이을 수 있도록 테이프를 2~3장 붙인다.

엄지발가락 굽히기를 제한하려면 엄지발가락을 살짝 펴서 앵커에서 앵커를 이어 붙이고, 펴기를 제한하려면 반대로 붙인다.

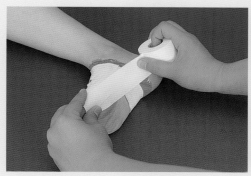

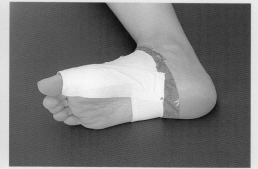

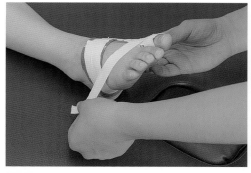

3 테이프의 고정력을 높이기 위해 엄지 발가락 안쪽에서부터 반대편 앵커까지 테이프를 붙인다.

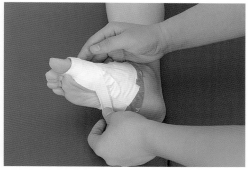

4 같은 방법으로 발바닥쪽에서 테이프 를 붙인다.

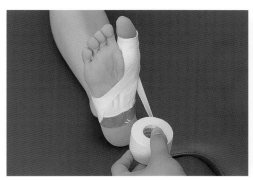

5 발등을 감아 테이프를 고정시킨다.

 시합 규정에는 발등에 테이 프를 붙일 수 없기 때문에 최 대한 복사뼈쪽으로 테이프를 올려 붙이도록 한다.

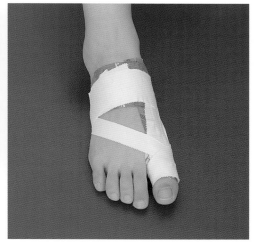

6 완성된 모습

4. 무지외반의 통증완화를 위한 키네시오 테이핑

엄지발가락(무지)끝이 새끼발가락쪽으로 구부러져 연결부의 뼈가 가쪽으로 튀어나오는 것을 무지외반증(拇趾外反症, hallux valgus)이라 한다. 유전적인 요인도 있지만 경기 중 외상에 의해 발생하기도 한다. 이 경우 엄지발가락을 똑바로 교정하는 테이핑을 실시하면 통증을 완화하는 데 도움이 된다.

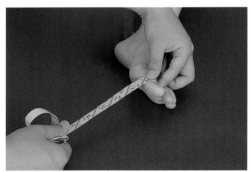 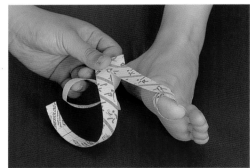

1 얇은 Y자형 테이프의 첫 번째 갈래를 엄지발가락 안쪽에 붙인다.

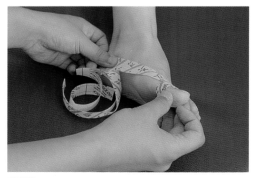

2 이어서 가쪽으로 엄지발가락을 당기며 발 안쪽 발꿈치를 향해 테이프를 붙인다.

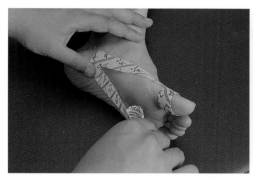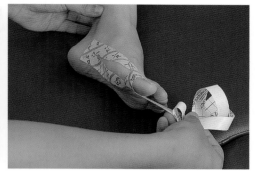

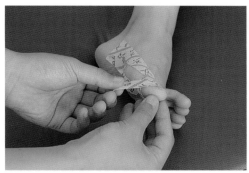

3 폭이 좁은 Y자형 테이프의 두 번째 갈래를 엄지발가락을 감싸며 붙인다.

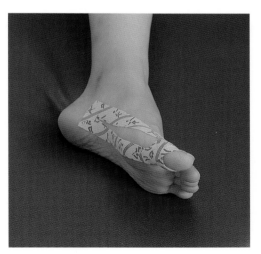

4 완성된 모습

5. 무지외반의 통증완화를 위한 스포츠 테이핑

무지외반증상에는 스포츠 테이핑을 실시할 수도 있다.

 38mm 면 테이프를 사용하여 테이핑한다.

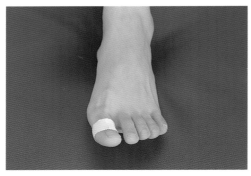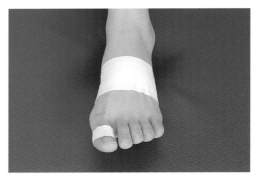

1 엄지발가락마디와 발등에 앵커를 한 줄씩 감는다.

 엄지발가락마디 부분에 앵커를 붙일 때는 폭이 좁은 테이프를 사용하거나 38mm 면 테이프를 세로로 찢어서 붙인다.

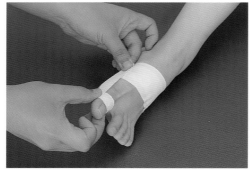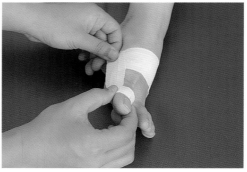

2 앵커에서 앵커를 잇도록 테이프를 2장 붙인다.

 엄지발가락 옆면에서 시작하여 발등의 앵커를 향해 I자 테이프를 당겨서 붙인다.

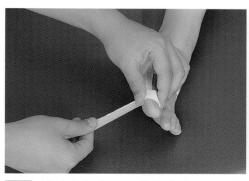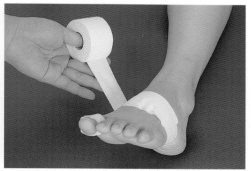

4 발가락과 발등을 감아 테이프를 고정시킨다.

Tip 시합 규정에는 발등에 테이프를 붙일 수 없기 때문에 최대한 복사뼈쪽으로 테이프를 올려 붙이도록 한다.

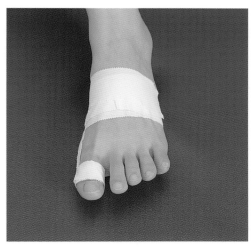

5 완성된 모습

6. 물집에 도움이 되는 스포츠 테이핑-1

    태권도 선수들은 스텝을 밟을 때 매트바닥과의 마찰로 발에 물집이 생기거나 굳은살이 벗겨지기도 한다. 운동을 할 때 방해가 되지 않기 위해서는 성가신 물집에 도움이 되는 테이핑 방법을 알아두면 좋다.

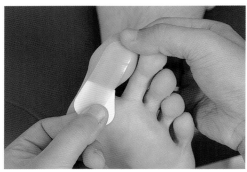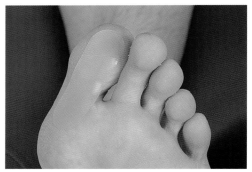

1 상처부위를 소독하고 물집패드나 청결한 거즈를 상처부위에 붙인다.

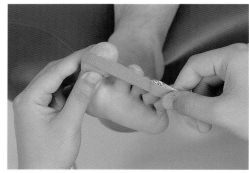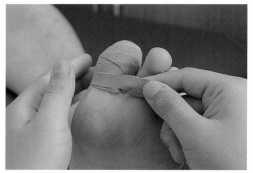

2 이어서 폭이 좁은 I자형 테이프로 고정한다.

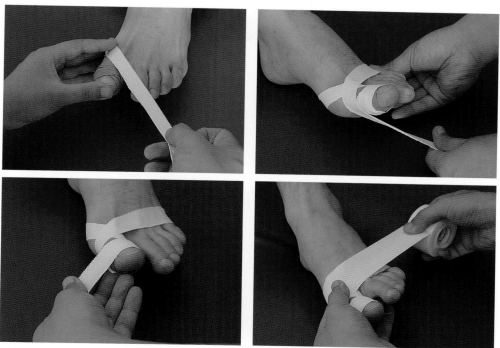

3 훈련과 경기에 참여할 때는 면 테이프를 더 붙여 보강한다.

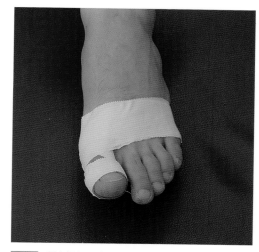

4 완성된 모습

7. 물집에 도움이 되는 스포츠 테이핑-2

물집에 도움이 되는 또 다른 테이핑 방법을 소개한다.

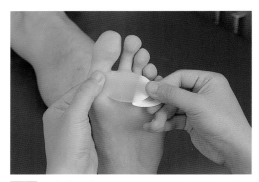

1 상처부위를 소독하고 물집패드나 청결한 거즈를 상처부위에 붙인다.

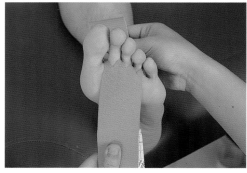 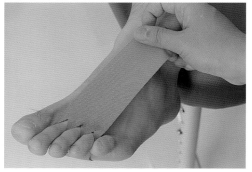

2 이어서 얇은 쐐기형 테이프를 발가락 사이에 끼워 붙여 고정한다.

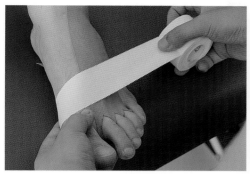

3 훈련과 경기에 참여할 때는 면 테이프를 더 붙여 보강한다.

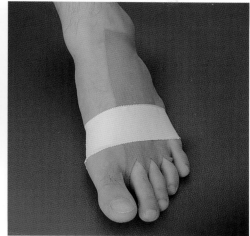

4 완성된 모습

5. 발바닥 테이핑

발바닥의 아치는 착지할 때 충격을 완화시켜주고 발의 균형을 유지하는 중요한 역할을 한다. 족저근막염 등으로 대표되는 발바닥통증은 발바닥아치를 지지해주는 아치 테이핑을 실시하면 통증완화에 효과적이다.

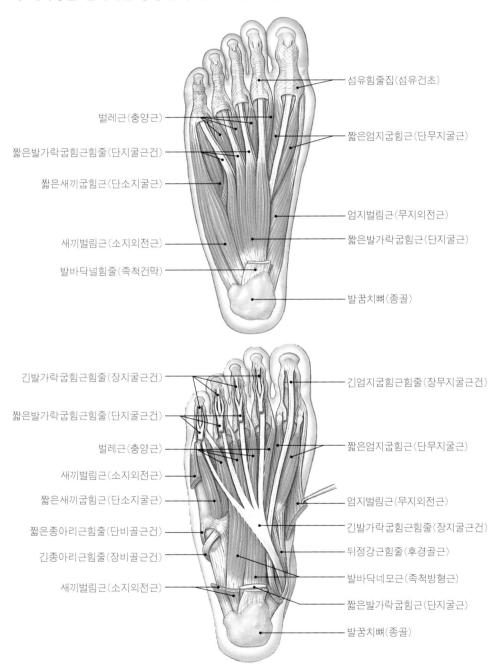

섬유힘줄집(섬유건초)

벌레근(충양근)

짧은엄지굽힘근(단무지굴근)

짧은발가락굽힘근힘줄(단지굴근건)

짧은새끼굽힘근(단소지굴근)

엄지벌림근(무지외전근)

새끼벌림근(소지외전근)

짧은발가락굽힘근(단지굴근)

발바닥널힘줄(족척건막)

발꿈치뼈(종골)

긴발가락굽힘근힘줄(장지굴근건)

긴엄지굽힘근힘줄(장무지굴근건)

짧은발가락굽힘근힘줄(단지굴근건)

벌레근(충양근)

짧은엄지굽힘근(단무지굴근)

새끼벌림근(소지외전근)

짧은새끼굽힘근(단소지굴근)

엄지벌림근(무지외전근)

짧은종아리근힘줄(단비골근건)

긴발가락굽힘근힘줄(장지굴근건)

긴종아리근힘줄(장비골근건)

뒤정강근힘줄(후경골근)

발바닥네모근(족척방형근)

새끼벌림근(소지외전근)

짧은발가락굽힘근(단지굴근)

발꿈치뼈(종골)

발바닥의 근육과 힘줄

1. 발바닥의 통증완화를 위한 X 아치 스포츠 테이핑

발바닥의 통증에는 X 아치 스포츠 테이핑을 실시하면 효과가 있다.

 38mm 면 테이프를 사용하여 테이핑 한다.

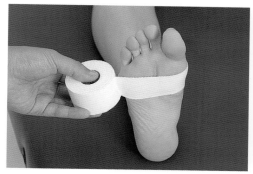 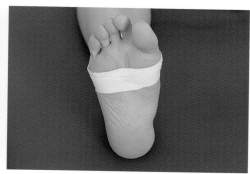

1 발을 90°로 굽힌 상태에서 발바닥의 앞꿈치에 앵커를 한 바퀴 감는다.

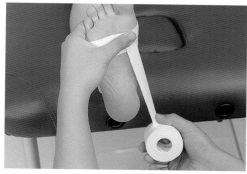 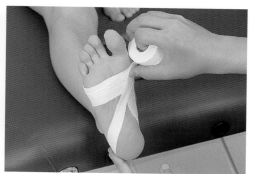

2 엄지발가락쪽의 앵커에서 시작하여 발꿈치를 지나 처음 붙이기 시작한 곳으로 돌아
온다.

 폭이 좁은 테이프를 사용하거나 38mm 면 테이프를 세로로 찢어서 사용한다.

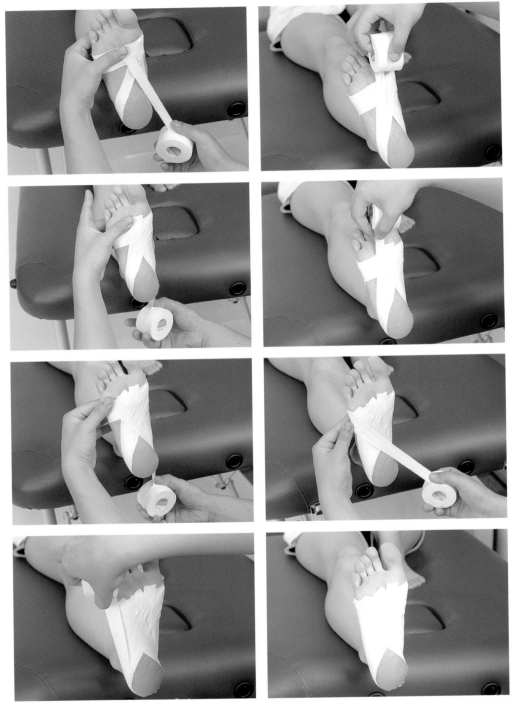

3 같은 방법으로 빈 곳을 채우면서 테이프를 붙인다.

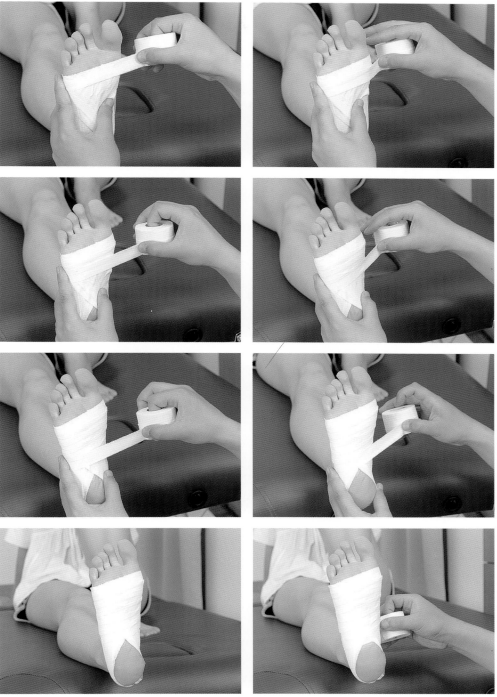

4 발바닥에 테이프가 밀착되도록 가로로 테이프를 1/2씩 겹치면서 붙인다.

Tip 가쪽에서 안쪽으로 힘을 주며 붙이고, 발꿈치는 제외한다.

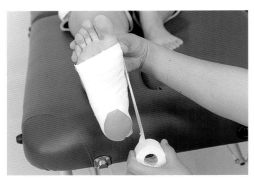 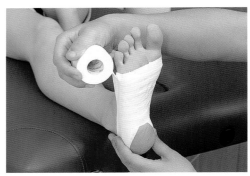

5 새끼발가락의 연결부 옆쪽에서 시작해 발꿈치를 지나 엄지발가락의 연결부 옆쪽까지 U자 모양으로 테이프를 붙여 고정한다.

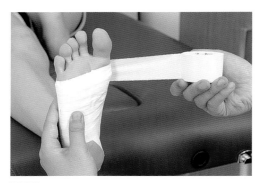 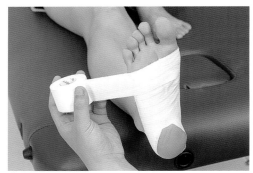

6 앵커를 한 바퀴 더 감아 테이핑을 마무리한다.

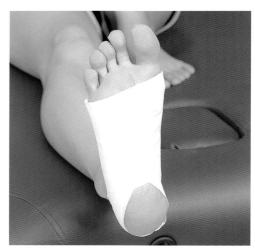

7 완성된 모습

2. 발꿈치의 통증완화를 위한 스포츠 테이핑

달리거나 점프하는 훈련, 경기 중에 하는 찍기 동작, 상대와의 몸싸움과 같은 외력 등으로 인해 발꿈치뼈를 감싸고 있는 조직이 손상되면 통증을 일으킬 수 있다. 이때 발꿈치를 지지해주는 테이핑을 하면 통증완화에 효과적이다.

Tip 38mm 면 테이프를 사용하여 테이핑한다.

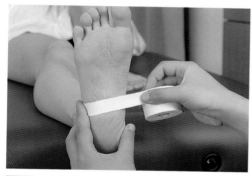

1 발을 90°로 굽힌 상태에서 발꿈치 위쪽에 가로로 테이프를 붙인다.

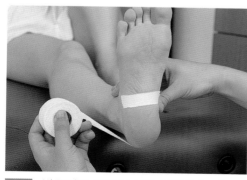
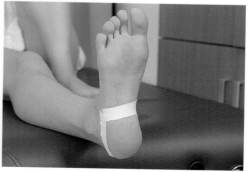

2 발꿈치를 감싸며 U자 모양으로 가로로 붙인 테이프를 고정한다.

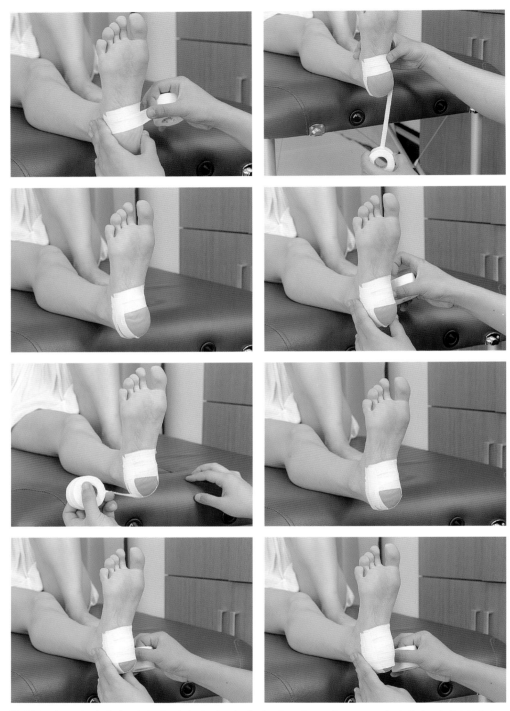

3 발꿈치 전체가 감싸질 때까지 1/2씩 테이프를 가로·세로로 교차하면서 겹쳐 붙인다.

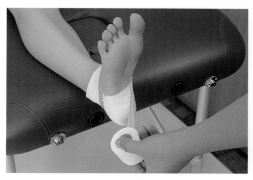
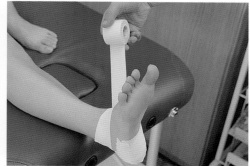

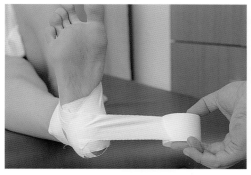
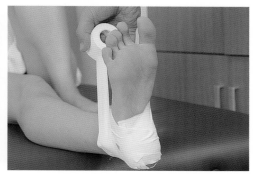

4 힐록을 감아 테이핑을 마무리한다.

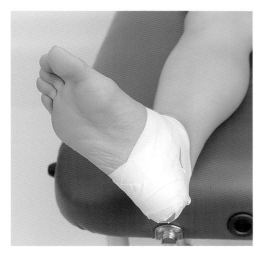

5 완성된 모습

6. 정강이 테이핑

정강이에는 발목을 올리는 역할을 하는 앞정강근(Tibialis anterior)과 발가락과 관련된 여러 근육들이 붙어 있다. 태권도 겨루기에서는 외부충격에 의한 타박과 무리한 사용 등에 의하여 정강이상해를 많이 입는다.

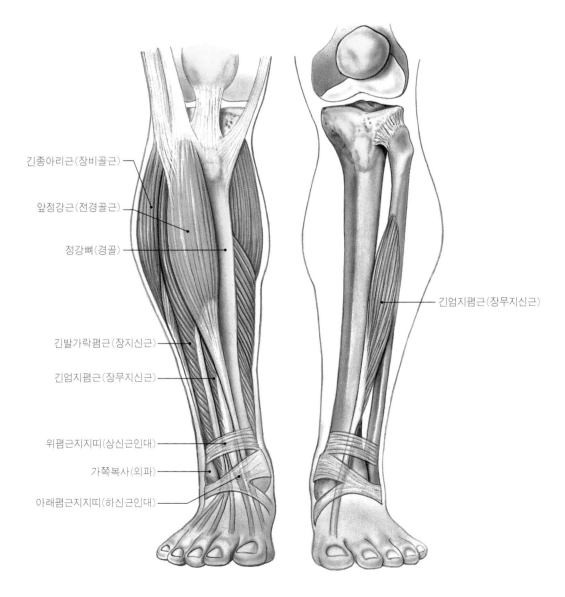

긴종아리근(장비골근)

앞정강근(전경골근)

정강뼈(경골)

긴엄지폄근(장무지신근)

긴발가락폄근(장지신근)

긴엄지폄근(장무지신근)

위폄근지지띠(상신근인대)

가쪽복사(외과)

아래폄근지지띠(하신근인대)

정강이의 근육

1. 정강이의 통증완화를 위한 키네시오 테이핑

타박상 때문에 발목을 움직일 때 통증을 느끼는 경우에 효과적인 테이핑 방법이다.

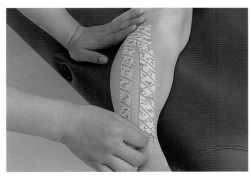

1 Y자형 테이프를 정강이근육을 따라
붙인다.

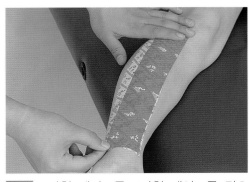

2 I자형 테이프를 Y자형 테이프를 덮으
면서 붙인다.

 Y자형 테이프는 정강이근육을 세
세하게 잡기 위하여 붙이고, I자형
테이프는 전체적인 근육을 잡고
보호하기 위하여 붙인다.

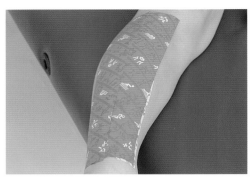

3 I자형 테이프를 같은 방법으로 1/3 정도 겹치게 붙인다.

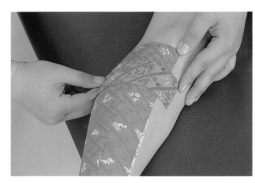
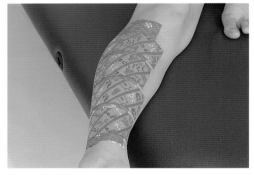

4 테이핑을 하고 난 후에도 통증이 있으면 아픈 부위에 가로로 테이프를 필요한 만큼 붙여 마무리한다.

 키네시오 테이프는 특성상 가로로 늘어나지 않기 때문에 고정 효과가 있어, 근육모양에 맞게 교정한 테이프를 가로로 붙이면 통증의 감소에 효과가 있다. 또한 정강이통증이 심한 경우에는 「발목을 올릴 때 통증이 있는 경우의 심화 키네시오 테이핑」(pp.51-53) 방법을 함께 적용하여 붙인다.

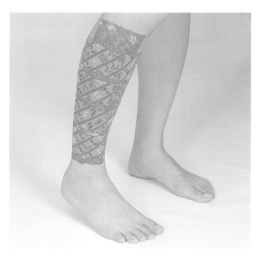

5 완성된 모습

2. 정강이의 통증완화를 위한 스포츠 테이핑

정강이 부상은 태권도 겨루기에서 빈번하게 일어나는 부상 중의 하나이다. 부상을 자주 당하는 선수는 테이핑을 하여 부상을 미연에 방지하고, 이미 부상당한 선수는 2차손상을 예방하기 위해 테이핑을 한다.

Tip 부상부위에는 패드나 언더랩을 사용하고, 마무리용으로는 키네시오 테이프나 주름 테이프를 사용한다.

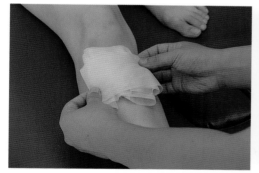 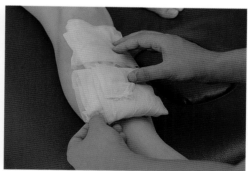

1 패드를 부상부위에 대거나, 패드가 없으면 언더랩을 말아 패드처럼 사용한다.

Tip 언더랩을 이용하여 패드 만들기

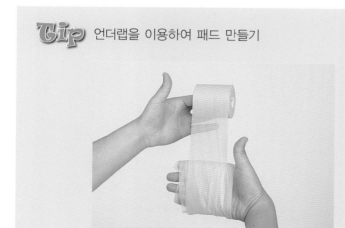

한쪽 손을 실패처럼 이용하여 둘둘 말아서 패드를 만든다.

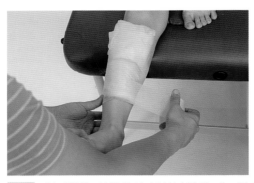 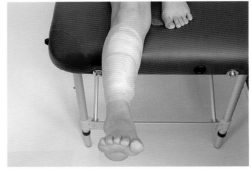

2 언더랩을 사용하여 부상부위에 패드를 감아 고정한다.

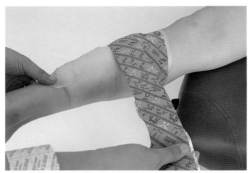

3 신축성이 있는 키네시오 테이프나 주름테이프를 감아 마무리한다.

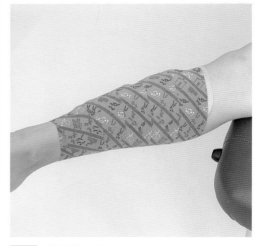

4 완성된 모습

7. 종아리 테이핑

    종아리근육은 다리오금에서 발꿈치까지 연결되어 있는 부분을 말하는데, 걷거나 뛸 때 차고나가는 동작을 도와주는 역할을 한다. 태권도 겨루기에서는 지속적인 스텝 동작에 의해 경직되거나 근육이 준비되지 않은 상태에서 무리한 동작을 취할 때 좌상이 발생하기도 한다.

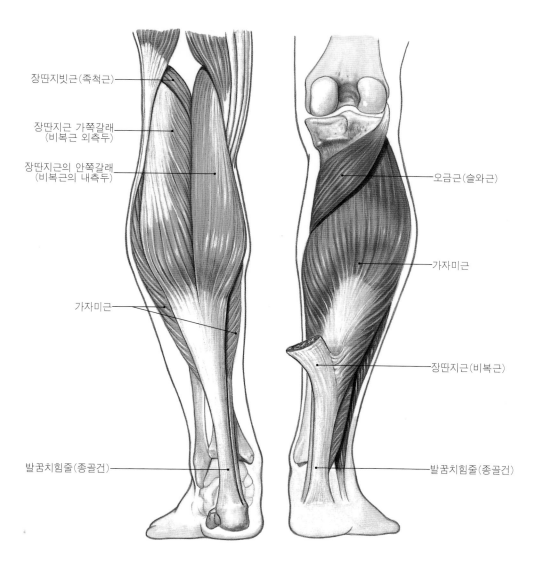

장딴지빗근(족척근)

장딴지근 가쪽갈래
(비복근 외측두)

장딴지근의 안쪽갈래
(비복근의 내측두)

가자미근

발꿈치힘줄(종골건)

오금근(슬와근)

가자미근

장딴지근(비복근)

발꿈치힘줄(종골건)

종아리의 근육과 힘줄

1. 종아리의 통증완화를 위한 기초 키네시오 테이핑

종아리에 통증이 있을 때에는 다음과 같이 테이핑을 실시한다.

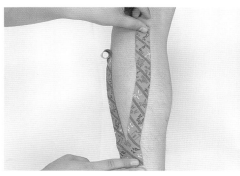 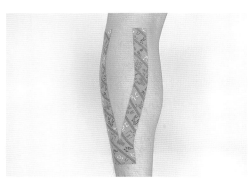

1 Y자형 테이프를 종아리 가쪽 근육을 감싸듯이 붙인다.

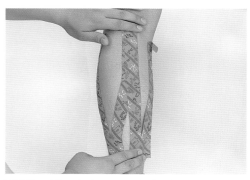 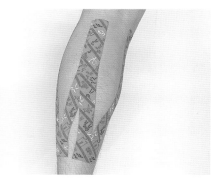

2 같은 방법으로 Y자형 테이프를 종아리 안쪽 근육에 붙인다.

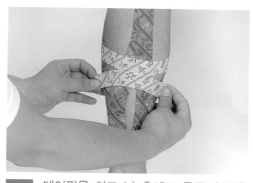

 통증부위에 X자형 테이프를 가로로 붙이면 고정기능이 있어 통증이 감소하는 효과가 있다.

3 테이핑을 하고 난 후에도 통증이 있을 때에는 아픈 부위에 가로로 X자형 테이프를 필요한 만큼 붙여 마무리한다.

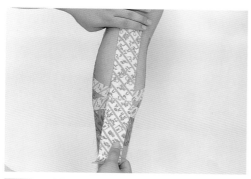

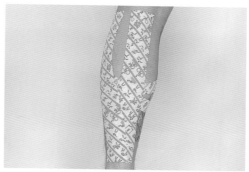

4 I자형 테이프를 좌·우·중앙의 종아리 근육을 따라 세로로 붙여 마무리한다.

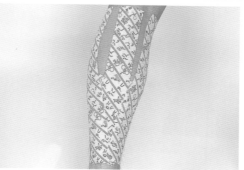

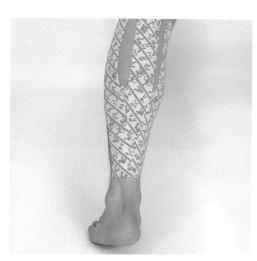

5 완성된 모습

2. 종아리의 통증완화를 위한 심화 키네시오 테이핑

종아리근육 경련은 종아리근육의 피로, 기온의 변화, 준비운동의 부족 등의 원인으로 일어난다. 다음의 심화 키네시오 테이핑은 지속 반복적인 근육수축에 의해 근육경련이 심하게 나타날 때에 도움이 되는 테이핑 방법이다.

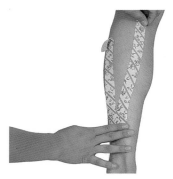

1 Y자형 테이프를 종아리 가쪽 근육을 감싸듯이 붙인다.

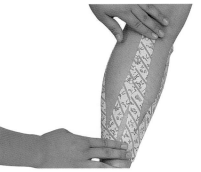

2 Y자형 테이프를 같은 방법으로 종아리 안쪽 근육에 붙인다.

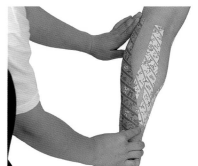

3 I자형 테이프를 종아리근육 옆의 패인 부분을 따라 붙인다.

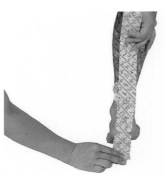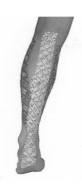

4 쐐기변형 테이프를 발꿈치에서 시작해서 아킬레스힘줄을 지나 종아리 중심을 향해 붙인다.

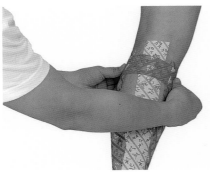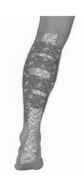

5 I자형 테이프를 상·중·하 종아리 근육을 따라 가로로 나누어 붙인다.

 사람의 다리길이에 따라 3~4장 이상 붙여야 할 때도 있다.

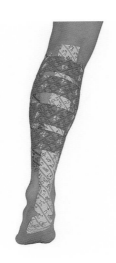

6 완성된 모습

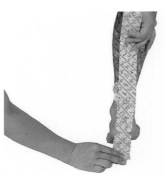

7. 무릎 테이핑

무릎은 넙다리와 정강이 사이에 있으며 인체에서 가장 큰 움직임을 한다. 무릎관절은 모든 운동종목에서 없어서는 안 될 중요한 관절이지만, 무릎관절을 혹사하지 않는 운동종목 역시 없다. 태권도 겨루기에서도 마찬가지이다. 체중부하와 이동에 의한 스트레스, 좌상, 비틀림 등이 일어나 크게 상해를 입을 수도 있고, 외부에 의한 충격에 의해 외상을 입을 수도 있다.

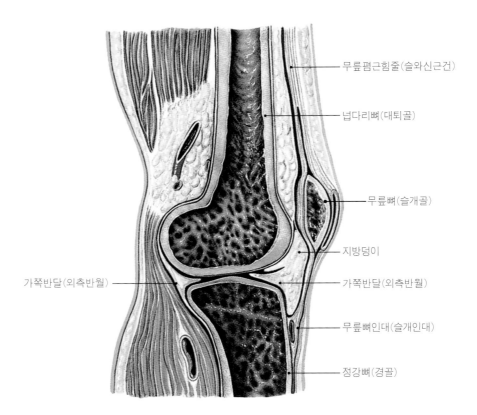

무릎펌근힘줄(슬와신근건)

넙다리뼈(대퇴골)

무릎뼈(슬개골)

지방덩이

가쪽반달(외측반월)

가쪽반달(외측반월)

무릎뼈인대(슬개인대)

정강뼈(경골)

무릎관절의 구조(단면)

1. 무릎 앞쪽의 통증완화를 위한 키네시오 테이핑

무릎관절을 굽히고 펴게 하는 뼈는 넙다리뼈(femur)와 정강뼈(tibia), 종아리뼈(fibula), 무릎뼈(patella) 등이다. 그중에서도 무릎뼈는 넙다리네갈래근과 무릎의 여러 힘줄들을 연결하고 관절이 움직이기 편하게 넙다리뼈 관절융기 사이를 오르락내리락 하며 도르래와 같은 중요한 역할을 한다. 또한 무릎 앞쪽에 위치해 외부자극으로부터 무릎관절을 지키고 넙다리네갈래근과 넙다리뼈, 정강뼈가 직접 맞닿는 곳의 마찰을 줄여주기도 한다.

태권도에서 발을 찰 때 무릎을 굽히고 펴는 동작을 많이 반복하고, 점프와 외부의 충격에 의해 외상을 입거나, 발이 땅에 붙은 상태에서 무릎을 뒤틀 때 앞십자인대가 손상되는 등 다양한 원인으로 무릎 앞쪽에 통증이 발생한다.

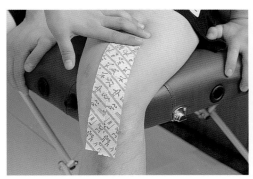

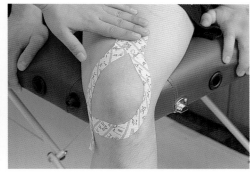

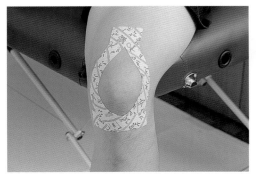

1 Y자형 테이프로 무릎뼈(슬개골)를 감싸면서 붙인다.

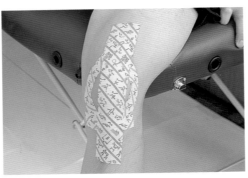

tip 앞십자인대 손상으로 무릎이 앞으로 밀리는 불안정성이 있을 때에는 I자형 테이프 2장을 1/2씩 겹치게 하여 무릎뼈를 덮으면서 붙인다.

2 I자형 테이프를 무릎뼈 밑에서 시작하여 넙다리 중심부를 향해 붙인다.

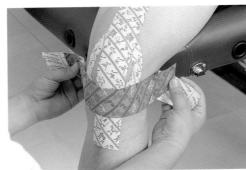
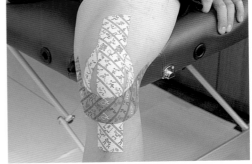

3 I자형 테이프를 무릎뼈 아래쪽의 중심에서 양쪽 넙다리근육을 따라 붙인다.

tip 테이프를 붙일 때 무릎뼈와 정강뼈 사이를 손가락으로 눌렀을 때 움푹 들어가는 부분을 지나가게 붙여야 효과가 있다.

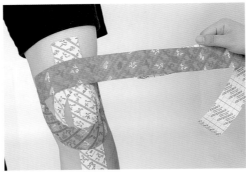
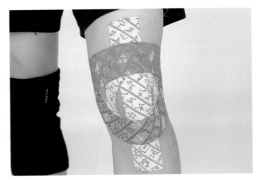

4 I자형 테이프를 무릎뼈 위쪽을 붙여 마무리한다.

제2부 부위별 테이핑

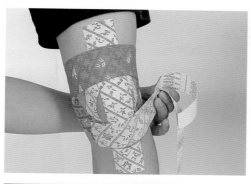
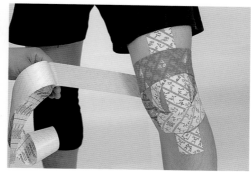

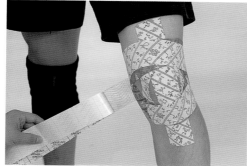

5 테이프를 붙이고도 통증이 남아 있다면 Ⅰ자형 테이프를 8자 형식으로 감아 보강한다.

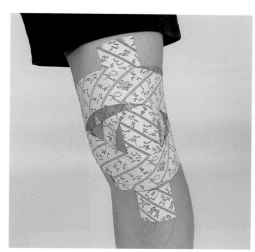

6 완성된 모습

2. 무릎 뒤쪽의 통증완화를 위한 키네시오 테이핑

　오금은 무릎이 굽혀지는 부분의 안쪽에 있는 오목부위인데, 걷거나 뛸 때 무릎을 굽혀주는 곳이다. 오금부위는 넙다리근육(반힘줄모양근, 반막모양근, 넙다리두갈래근)과 종아리근육(오금근, 장딴지근, 장딴지빗근)이 만나고 있다. 오금의 통증은 무릎 앞쪽에서 정강뼈 앞에 직접적인 외력이 가해졌을 때 손상을 입어 발생할수 있다.

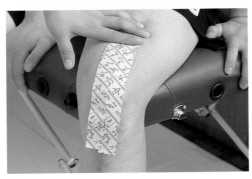

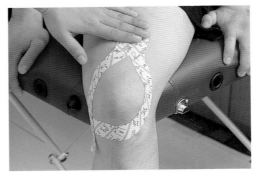

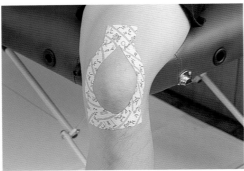

1 Y자형 테이프로 무릎뼈(슬개골)를 감싸면서 붙인다.

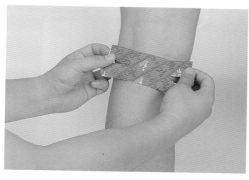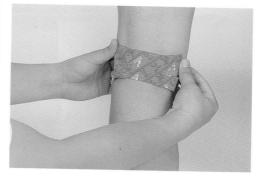
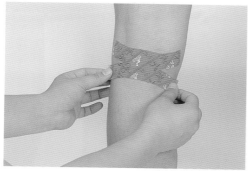

2 X자형 테이프를 오금부위에 가로로
붙인다.

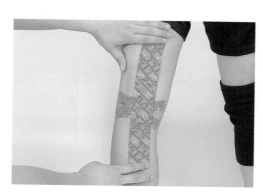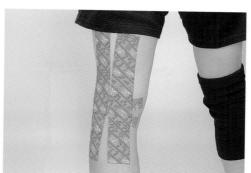
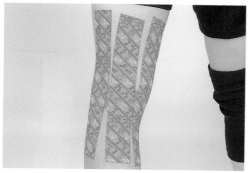

3 I자형 테이프를 세로로 3장 붙여 X자
형 테이프를 덮고 마무리한다.

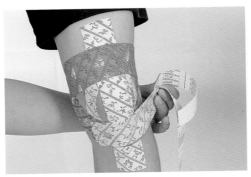

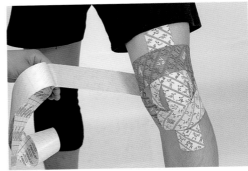

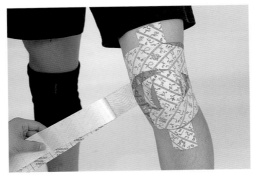

4 테이프를 붙이고도 통증이 남아 있다
면 I자형 테이프를 8자 형식(스파이럴
서포트)으로 감아 보강한다.

3. 무릎 내·외측의 통증완화를 위한 키네시오 테이핑

　　무릎은 옆에서 가해지는 외력에 약한 부위이다. 무릎의 안쪽곁인대는 무릎 가쪽에서 직접적인 외력이 가해지면 무릎이 안으로 굽혀지며 손상되기 쉽다. 가쪽곁인대는 안쪽곁인대와는 정반대로 무릎 안쪽에서 직접적인 외력이 가해지면 무릎이 가쪽으로 굽혀지며 손상될 수 있다. 이때 테이핑을 하면 외력으로부터 무릎의 손상을 예방하고 통증을 완화할 수 있다.

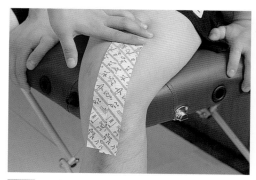
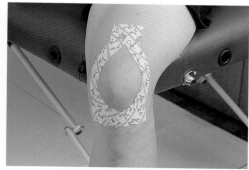

1 Y자형 테이프로 무릎뼈(슬개골)를 감싸면서 붙인다.

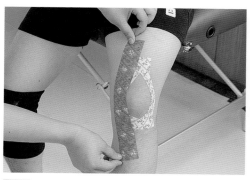
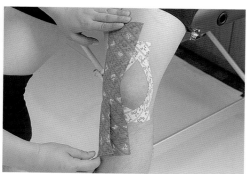

2 I자형 테이프를 무릎 안쪽을 따라 2장 붙인다.

무릎 가쪽에 통증이 있으면 무릎 가쪽을 따라 2장 붙인다.

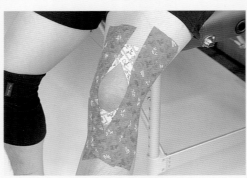

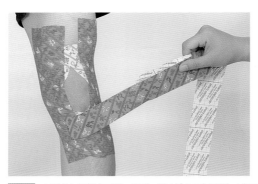 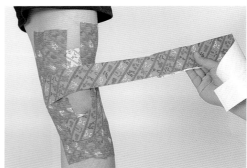

3 ㅣ자형 테이프를 8자 형식(스파이럴 서포트)으로 감아 마무리한다.

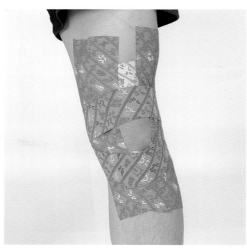

4 완성된 모습

4. 무릎 내·외측의 상해예방을 위한 스포츠 테이핑

일반적으로 스포츠 테이핑은 언더랩을 한다. 그러나 무릎과 같이 커다란 관절의 경우에는 강한 고정력을 필요로 하기 때문에 제모를 한 후에 직접 테이핑을 하거나, 키네시오 테이핑을 한 후에 보강용으로 테이핑하기도 한다.

Tip 75mm 라이트 타입의 주름 테이프를 사용하여 테이핑한다.

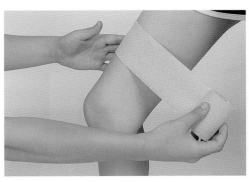
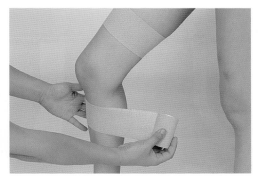
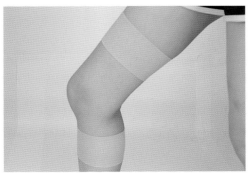

1 얕은 받침대 위에 발꿈치를 올리게 하고 넙다리와 종아리에 각각 앵커를 한 바퀴씩 감는다.

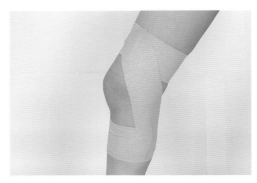

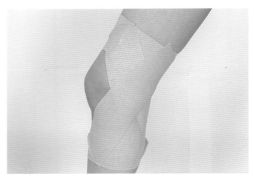

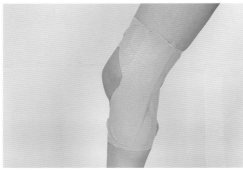

2 안쪽 또는 가쪽에 X 서포트를 붙인다.

tip 무릎관절 안쪽을 중심으로 X자 형으로 교차되게 붙이는데, 붙일 때 테이프를 필요한 만큼 한 번에 풀어 놓고 늘여서 붙인다.

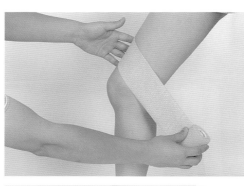

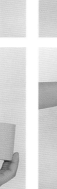

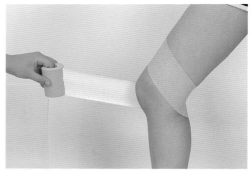

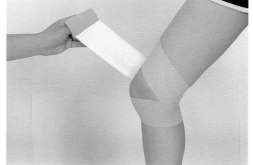

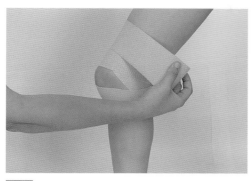 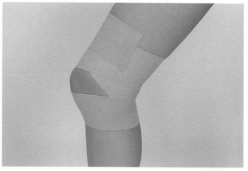

3 넙다리 정면 중간 정도의 높이에서 시작하여 무릎 안쪽과 뒤쪽을 지나 가쪽을 향해
나선형으로 테이프를 감은 후, 정강이를 지난 지점에서 좌우 대칭이 되도록 반대쪽을
같은 방법으로 테이프를 붙여서 마무리한다.
「스파이럴 서포트(Spiral support)」(pp.36-37) 참조

 너무 팽팽하게 붙이면 혈액순환이 안 될 수 있으므로 주의하여 붙인다.

8. 넙다리 테이핑

넙다리에 있는 넙다리뼈는 인체에서 가장 길고, 단단한 뼈이다.

넙다리는 이 넙다리뼈를 중심으로 그것을 둘러싼 여러 근육들에 의해서 엉덩관절과 무릎관절의 움직임을 돕는다. 태권도 겨루기에서는 경기 중 무릎과 무릎이 부딪혀 타박상을 입거나, 무리한 발차기 동작을 할 때 모음근과 햄스트링스에 손상을 입기도 한다.

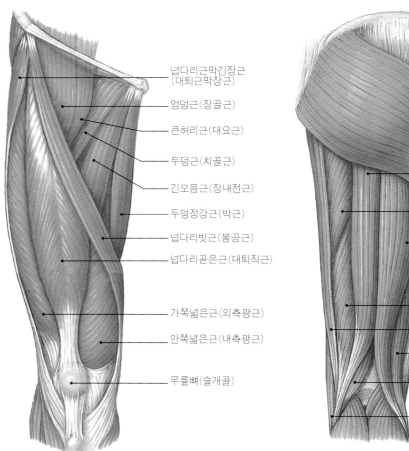

넙다리의 근육(앞면)

넙다리근막긴장근
(대퇴근막장근)

엉덩근(장골근)

큰허리근(대요근)

두덩근(치골근)

긴모음근(장내전근)

두덩정강근(박근)

넙다리빗근(봉공근)

넙다리곧은근(대퇴직근)

가쪽넓은근(외측광근)

안쪽넓은근(내측광근)

무릎뼈(슬개골)

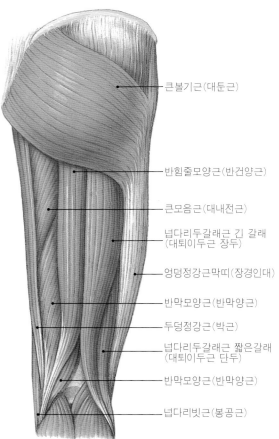

넙다리의 근육(뒷면)

큰볼기근(대둔근)

반힘줄모양근(반건양근)

큰모음근(대내전근)

넙다리두갈래근 긴 갈래
(대퇴이두근 장두)

엉덩정강근막띠(장경인대)

반막모양근(반막양근)

두덩정강근(박근)

넙다리두갈래근 짧은갈래
(대퇴이두근 단두)

반막모양근(반막양근)

넙다리빗근(봉공근)

1. 넙다리네갈래근의 통증완화를 위한 키네시오 테이핑

　　태권도 겨루기에서 발로 타격할 때 무릎과 무릎끼리 부딪혀 타박상을 자주 입는다. 또한 준비운동이 되지 않은 상태에서 강하게 상대를 발로 밀어내거나, 점프, 차고 나가는 동작 등을 할 때 좌상을 입기 쉽다.

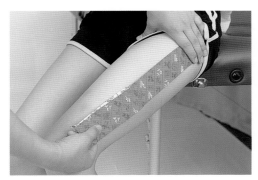 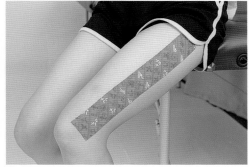

1 I자형 테이프를 넙다리 가쪽에서 시작하여 무릎 가쪽을 따라 붙인다.

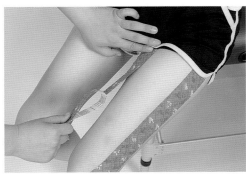 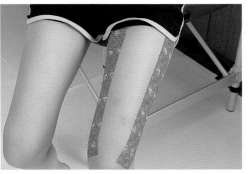

2 반대편에도 같은 방법으로 I자형 테이프를 붙인다.

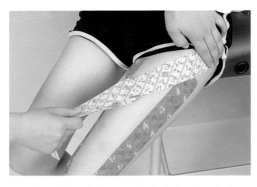 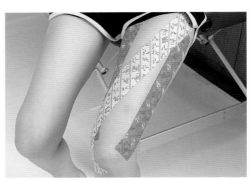

3 Ⅰ자형 테이프를 넙다리빗근을 따라 붙인다.

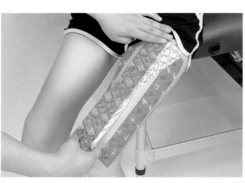

4 Y자형 테이프를 골반 밑부분에서 시작하여 넙다리 중앙을 향해 붙인다.

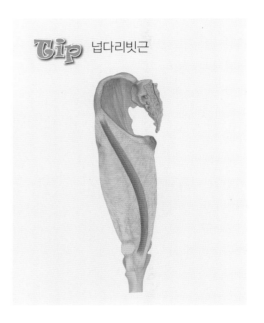

tip 넙다리빗근

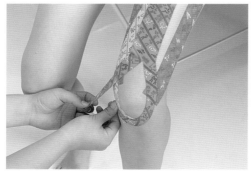 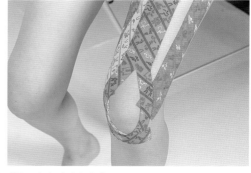

5 이어서 Y자형 테이프의 각 갈래로 무릎뼈를 감싸며 붙인다.

 테이핑을 하고도 통증이. 남아 있다면 Ⅰ자형 테이프를 무릎뼈 위에서부터 골반 밑까지 감아올리면서 붙인다.

2. 햄스트링스의 통증완화를 위한 키네시오 테이핑

넙다리 뒤쪽에 있는 근육들을 한데 묶어 햄스트링스라고 하는데, 이 근육들은 무릎을 굽히고 골반을 펴는 역할을 한다. 햄스트링스는 태권도 겨루기뿐만 아니라 품새경기에서도 자주 다치는 부위 중의 하나이다.

유연성이 부족한 상태에서 무리하게 발차기 동작을 하거나 근력이 부족한 상태에서 순간적으로 가속·방향전환·급제동과 같은 동작을 했을 때 부상당하기 쉽다.

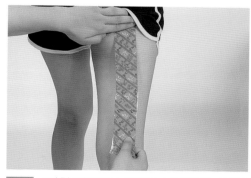

1 I자형 테이프를 엉덩이 부분(궁둥뼈결절)에서 오금부위 중앙으로 붙인다.

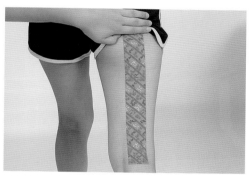

2 I자형 테이프를 엉덩이 부분(궁둥뼈결절)에서 오금부위 가쪽으로 붙인다.

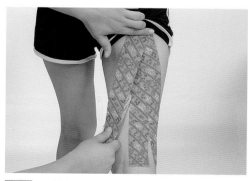

3 I자형 테이프를 엉덩이 부분(궁둥뼈결절)에서 오금부위 안쪽으로 붙인다.

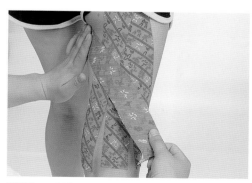

4 I자형 테이프를 넙다리 안쪽에서 대각선쪽으로 붙인다.

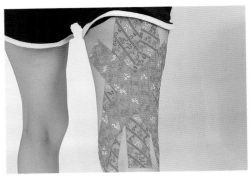

5 테이프를 넙다리 가쪽에서 X자로 교
차되도록 대각선쪽으로 붙인다.

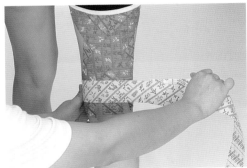 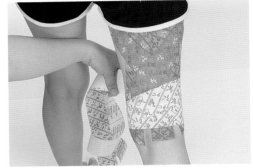

6 테이핑을 하고도 통증이 남아 있다면 I자형 테이프로 통증부위를 2~3바퀴 압박하듯
이 감싼다.

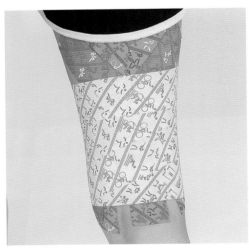

7 완성된 모습

9. 엉덩관절 테이핑

엉덩관절은 체중부하를 받고, 넓은 가동범위를 움직일 수 있도록 강한 인대와 근육들이 지지하는 안정적인 관절이다. 골반은 굽히기·펴기, 모으기·벌리기, 돌리기 등의 움직임이 가능하기 때문에 특히 태권도 발차기 동작에서는 없어서는 안 될 중요한 관절이라 할 수 있다.

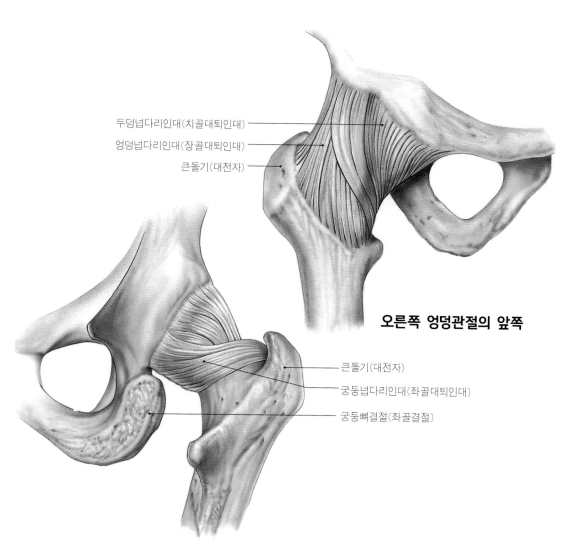

두덩넙다리인대(치골대퇴인대)
엉덩넙다리인대(장골대퇴인대)
큰돌기(대전자)

오른쪽 엉덩관절의 앞쪽

큰돌기(대전자)
궁둥넙다리인대(좌골대퇴인대)
궁둥뼈결절(좌골결절)

오른쪽 엉덩관절의 뒤쪽

1. 다리를 앞으로 들어올릴 때의
통증완화를 위한 키네시오 테이핑

다리를 앞으로 들어올릴 때 통증이 있으면 다음과 같이 테이핑한다.

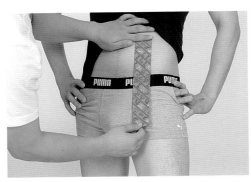
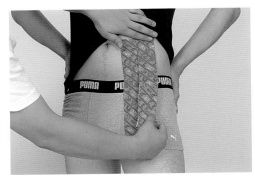

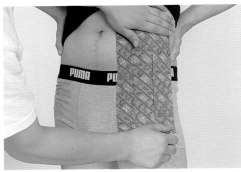

1 배꼽 옆에서 시작하여 샅부위를 지나 넙다리까지 I자형 테이프를 1~3장 붙인다.

 허리를 뒤로 살짝 젖힌 상태에서 테이프를 붙인다.

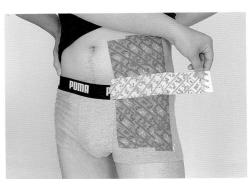
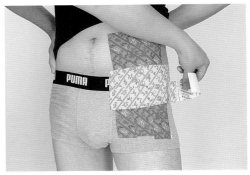

2 이어서 아픈 부위를 지나가도록 I자형 테이프를 가로로 2장 붙인다.

제2부 부위별 테이핑

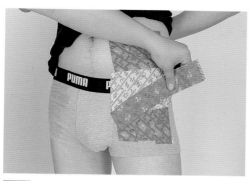 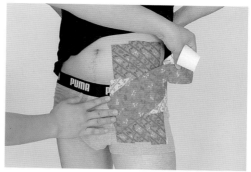

3 샅부위에서 시작하여 골반 바깥쪽에 뼈가 튀어나온 부분을 향하여 I자 테이프를 2장 붙인다.

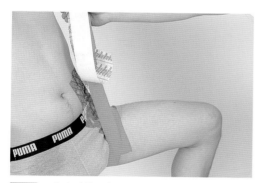 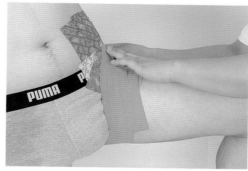

4 테이핑을 하고도 통증이 남아 있다면 샅부위에 I자형 테이프를 2~3바퀴 압박하듯이 감싸붙인다.

 다리를 의자나 받침대에 올리게 한 다음 테이프를 붙인다.

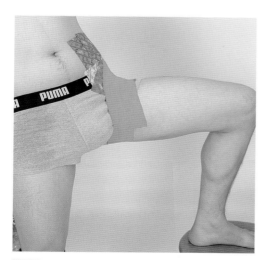

5 완성된 모습

2. 다리를 뒤로 들어올릴 때의
통증완화를 위한 키네시오 테이핑

다리를 뒤로 들어올릴 때 통증이 있으면 다음과 같이 테이핑한다.

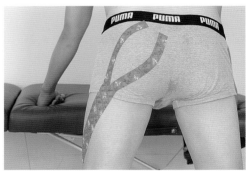

1 Y자형 테이프를 넙다리 중앙 가쪽에서 시작하여 엉덩이 중앙을 감싸며 붙인다.

 큰볼기근의 모양을 생각하면서 붙이면 붙이기 쉽다.

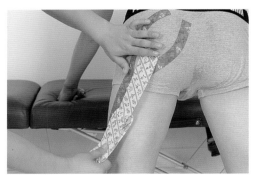

2 I자형 테이프를 엉덩이 부분(궁둥뼈결절)에서 오금부위 가쪽으로 붙인다.

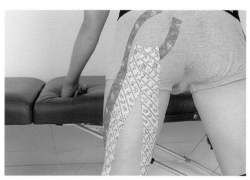

3 I자형 테이프를 엉덩이 부분(궁둥뼈결절)에서 오금부위 안쪽으로 붙인다.

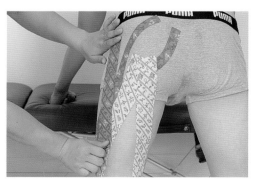

4 I자형 테이프를 골반 가쪽의 뼈가 튀어나온 부분에서 시작하여 넙다리 가쪽으로 붙인다.

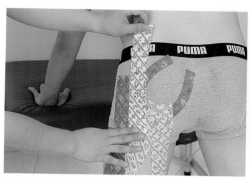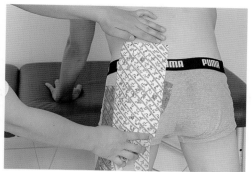

5 |자형 테이프 3장을 엉덩이 부분(궁둥뼈결절)을 세로로 덮으면서 붙인다.

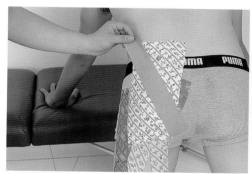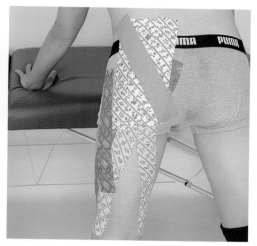

6 |자형 테이프를 엉덩이 안쪽에서 골반 가쪽으로 붙여서 마무리한다.

7 완성된 모습

3. 다리를 옆으로 들어올릴 때의 통증완화를 위한 키네시오 테이핑

다리를 옆으로 들어올릴 때 통증이 있으면 다음과 같이 테이핑한다.

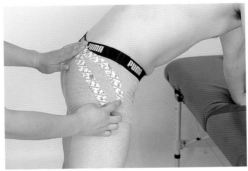
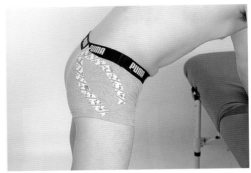

1 Y자 테이프를 골반 뒤쪽의 뼈가 튀어나온 부분에서 시작하여 가쪽의 뼈가 튀어나온 부분을 향해 근육을 감싸며 붙인다.

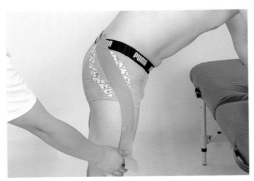
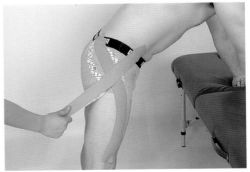

2 I자 테이프를 골반 뒤에서 시작하여 무릎 가쪽으로 붙인다.

3 I자 테이프를 골반 앞쪽의 뼈가 튀어나온 부분에서 시작하여 가쪽의 뼈가 튀어나온 부분을 지나 햄스트링스쪽으로 붙인다.

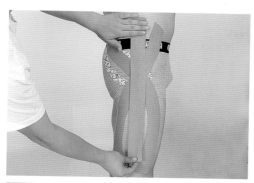

4 이어서 I자 테이프를 골반 가쪽의 뼈가 튀어나온 부분에서 시작하여 무릎 가쪽으로 붙인다.

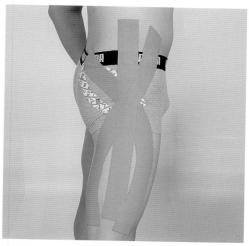

5 완성된 모습

4. 다리를 안쪽으로 모을 때의
통증완화를 위한 키네시오 테이핑

다리를 안쪽으로 모을 때 통증이 있으면 다음과 같이 테이핑한다.

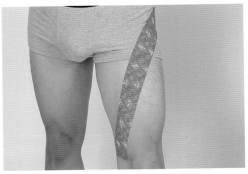

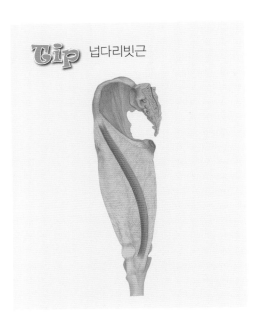

Tip 넙다리빗근

1 I자형 테이프를 넙다리빗근을 따라 붙인다.

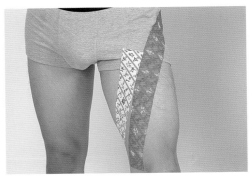

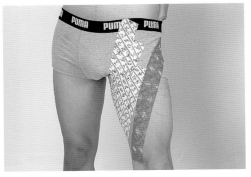

2 I자 테이프를 샅부위에서 시작하여 무릎 안쪽을 향해 2~3장 붙인다.

 의자나 받침대 위에 발을 올리게 한 다음 테이프를 붙인다.

120

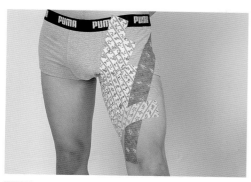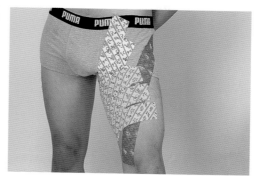

3 이어서 I자형 테이프가 아픈 부위가 지나가도록 가로로 붙인다.

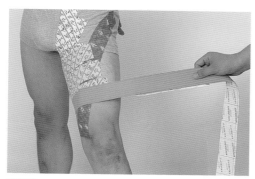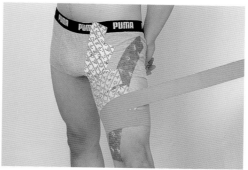

4 테이핑을 하고도 통증이 남아 있다면 I자형 테이프로 아픈 부위를 2~3바퀴 압박하듯이 감싸붙인다.

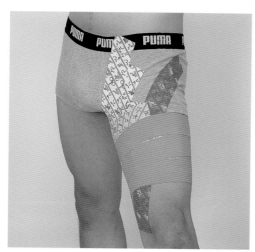

5 완성된 모습

제2장 팔의 테이핑

태권도 겨루기에서 상대의 강한 타격을 방해할 때 팔·손목·손가락에 타박상을 입거나, 심한 경우에는 뼈가 부러지는 골절상을 입기도 한다. 또한 주먹을 지르는 동작에서 상대방과 강한 신체접촉에 의해 어깨가 탈구되기도 하고, 강한 타격에 의해 넘어지면서 부상을 당하기도 한다.

1. 손목 테이핑

태권도에서의 손기술은 상당히 강력하고 위험해서 실제 겨루기 경기에서는 손으로 타격하는 것에 제한을 두고 있다. 이 때문에 다리를 사용하는 기술이 많아지며 다리에 비해 팔을 관리하는 비중이 적다고 생각할 수 있다.

하지만 실제로 팔은 여러 발차기 동작에서 중심을 잡을 때나 주먹을 지를 때, 또는 상대의 타격을 막을 때 등 많은 움직임을 요구한다. 그중 손목은 팔꿈치와 손가락 사이를 잇는 부위로 손가락이 세밀하게 움직일 수 있도록 하는 근육과 신경이 지나가는 중요한 부위이다. 그로 인해 경기 중에서 주먹으로 상대에게 강한 타격을 가할 때 무리하여 염좌가 발생하거나, 상대의 공격을 팔과 손목으로 막을 때 상해가 자주 발생하여 통증을 호소한다.

1. 손목을 올리고 내릴 때의
통증완화를 위한 키네시오 테이핑

손목을 올리고 내릴 때 통증이 있다면 다음과 같이 테이핑을 실시한다.

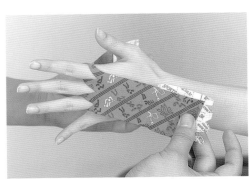

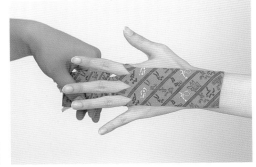

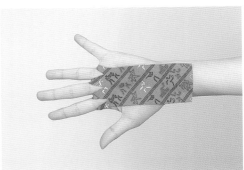

1 쐐기형 테이프를 2, 3, 4번째 손가락 사이에 끼워 손등과 손바닥을 함께 붙인다.

 쐐기형 테이프를 붙일 때에는 테이프의 중앙을 손으로 찢어서 붙이면 붙이기 편하다.

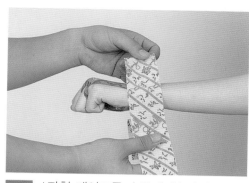 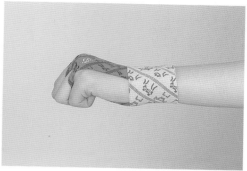

2 I자형 테이프를 손목에 한 바퀴 감는다. 이때 주먹을 쥐게 한다.

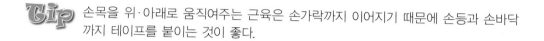 손목을 위·아래로 움직여주는 근육은 손가락까지 이어지기 때문에 손등과 손바닥까지 테이프를 붙이는 것이 좋다.

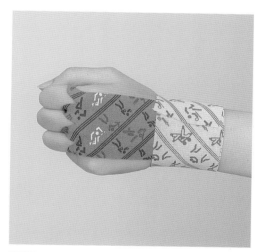

3 완성된 모습

2. 손목을 좌우로 움직일 때의
통증 완화를 위한 키네시오 테이핑

손목을 좌우로 움직일 때 통증이 있다면 다음과 같이 테이핑을 실시한다.

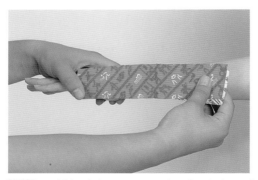
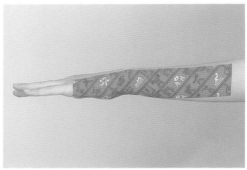

1 I자형 테이프를 손목 가쪽을 따라 붙인다.

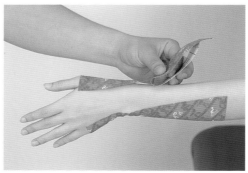
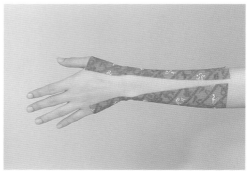

2 I자형 테이프를 손목 안쪽을 따라 붙인다.

126

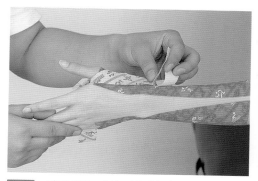
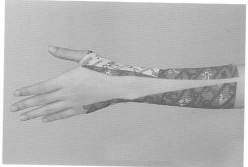

3 쐐기변형 테이프를 엄지손가락과 검지손가락 사이에 끼워 손목쪽으로 붙인다.

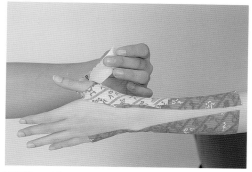
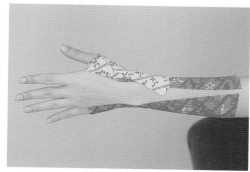

4 같은 방법으로 한 번 더 테이핑을 하여 보강한다.

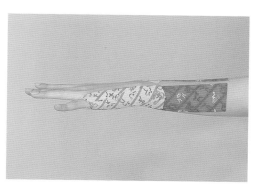
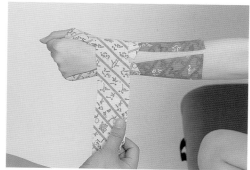

5 같은 방법으로 쐐기변형 테이프를 약지와 새끼손가락 사이에 끼워 손목쪽으로 붙인다.

6 I자형 긴 테이프로 손목을 감아 마무리한다.

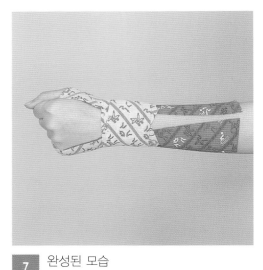

7 완성된 모습

3. 손목을 좌우로 회전할 때의 통증완화를 위한 키네시오 테이핑

손목을 좌우로 회전할 때 통증이 있다면 다음과 같이 테이핑을 실시한다.

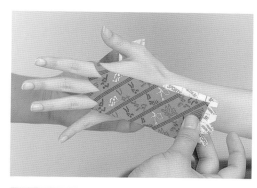

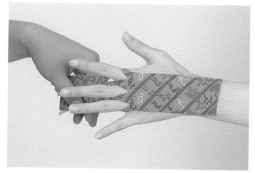

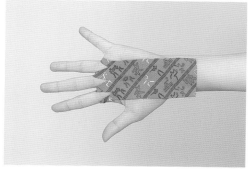

1 쐐기변형 테이프를 2, 3, 4번째 손가락 사이에 끼워 손등과 손바닥에 함께 붙인다.

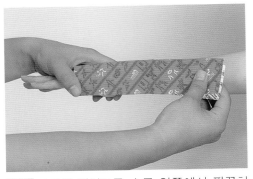

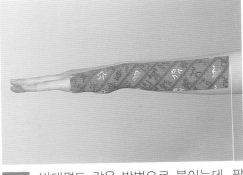

2 I자형 테이프를 손목 안쪽에서 팔꿈치 가쪽으로 붙인다.

 손목을 굽힌 상태에서 붙인다.

3 반대편도 같은 방법으로 붙이는데, 팔꿈치 안쪽으로 붙인다.

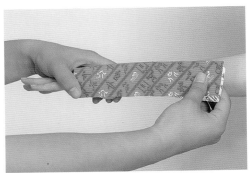

4 I자형 테이프로 손목을 한 바퀴 감아 마무리한다.

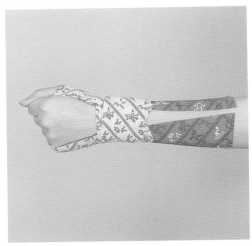

5 완성된 모습

4. 손목의 상해예방을 위한 스포츠 테이핑-1

손목부상이 잦은 선수는 손목관절의 움직임을 제한하여 과하게 손목이 굽혀지거나 꺾어지는 것을 방지하기 위하여 테이핑을 한다.

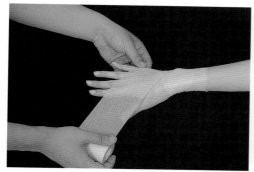 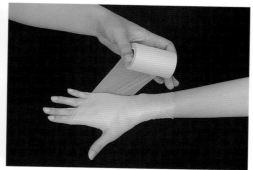

1 언더랩을 손등과 손목에 감는다.

Tip 무릎으로 팔을 받치거나 테이핑하는 사람의 배에 선수의 손가락을 대게 하여 손 전체가 움직이지 않도록 한다.

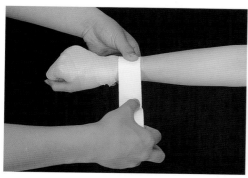 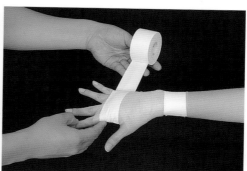

2 손목과 손등에 앵커를 한 바퀴씩 감는다.

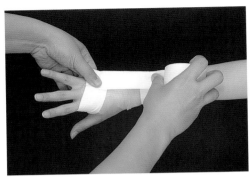 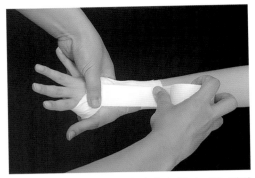

3 손목의 굽힘을 제한할 때는 손목을 살짝 뒤로 젖힌 상태에서 앵커에서 앵커까지 테이프를 2장 붙인다.

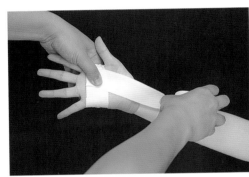 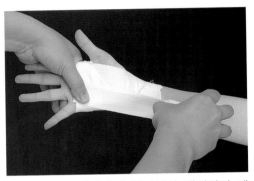

4 반대로 손목 꺾임을 제한할 때는 손목을 살짝 굽힌 상태에서 앵커에서 앵커까지 테이프를 2장 붙인다.

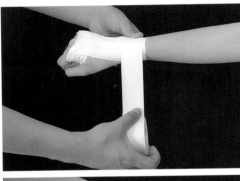 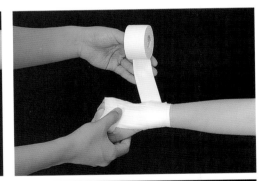

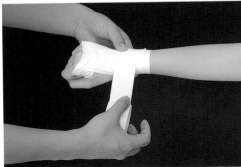 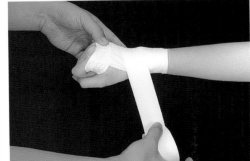

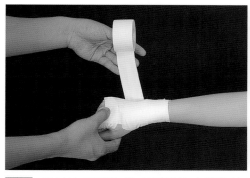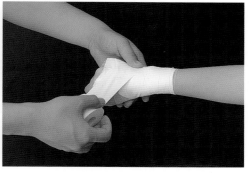

5 이어서 주먹을 쥔 상태에서 손목에서 손등까지 서큘러를 감아 고정한다.

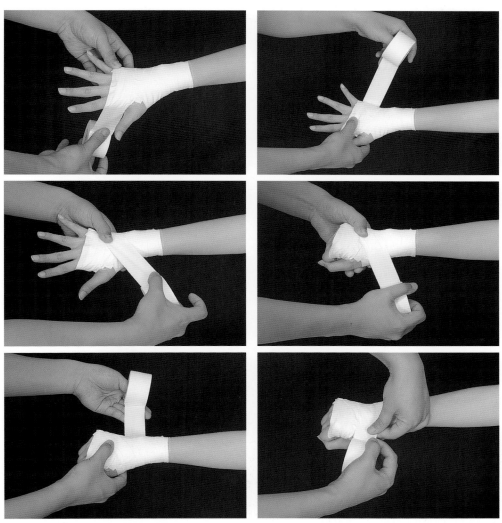

6 손을 편 상태에서 새끼손가락부터 엄지손가락까지 한 바퀴 감은 후, 엄지손가락쪽으로 돌려 붙인다.

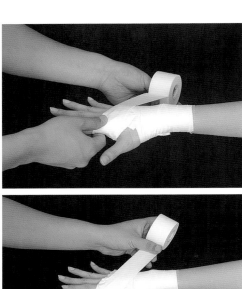
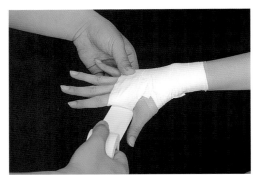
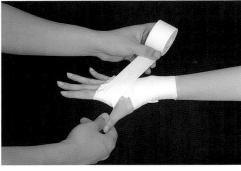
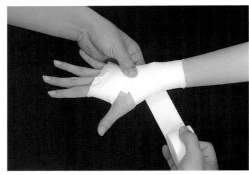
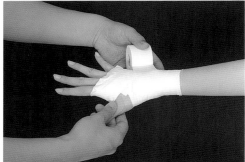

7 같은 방법으로 반대쪽으로 테이프를 붙인다.

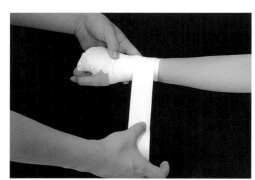
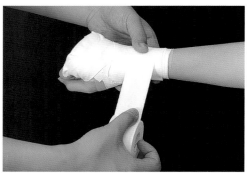

8 고정력이 약한 부분은 한 번 더 테이핑을 하여 보강한 다음 마무리한다.

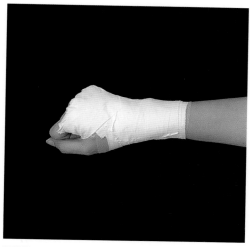

9 완성된 모습

5. 손목의 상해예방을 위한 스포츠 테이핑-2

키네시오 테이프를 붙인 후에도 통증이 남아 있거나, 훈련과 경기에 참가할 때는 키네시오 테이프 위에 면 테이프를 붙여 2차 부상을 예방한다.

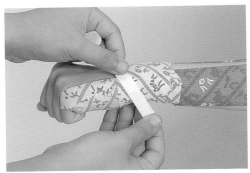

1 폭이 좁은 테이프를 사용하거나 38mm 면 테이프를 세로로 찢어 손등에서 손 목쪽으로 비스듬히 붙인다.

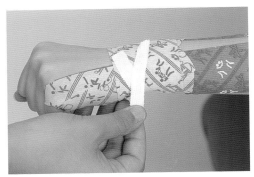

2 이어서 처음 붙인 테이프와 X자로 교 차되도록 테이프를 붙인다.

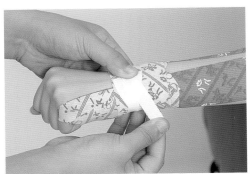

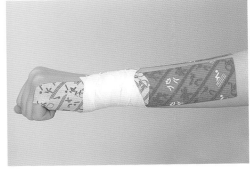

3 같은 방법으로 붙이는 부위의 빈 곳을 채우면서 테이프를 붙인다.

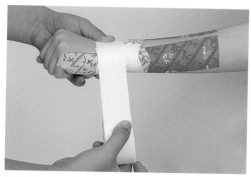

4 마무리로 테이프로 손목을 2~3바퀴
감아 안정감을 더해준다.

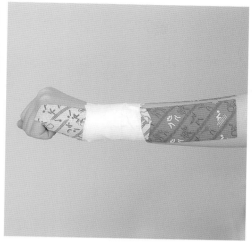

5 완성된 모습

2. 손가락 테이핑

태권도 겨루기에서 발로 타격하는 상대의 공격을 손으로 방어할 때 충격으로 인하여 손가락이 손목쪽으로 밀려들어가거나 과하게 꺾이는 부상을 자주 입는다. 또한 심하게 충격을 받을 경우에는 골절상을 입기도 한다.

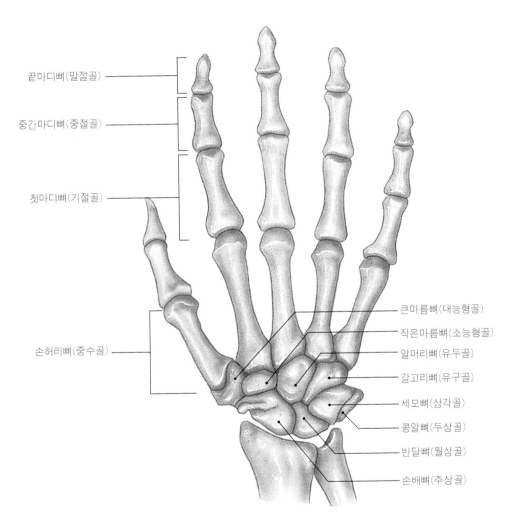

끝마디뼈(말절골)

중간마디뼈(중절골)

첫마디뼈(기절골)

손허리뼈(중수골)

큰마름뼈(대능형골)

작은마름뼈(소능형골)

알머리뼈(유두골)

갈고리뼈(유구골)

세모뼈(삼각골)

콩알뼈(두상골)

반달뼈(월상골)

손배뼈(주상골)

손과 손가락의 뼈(손바닥쪽)

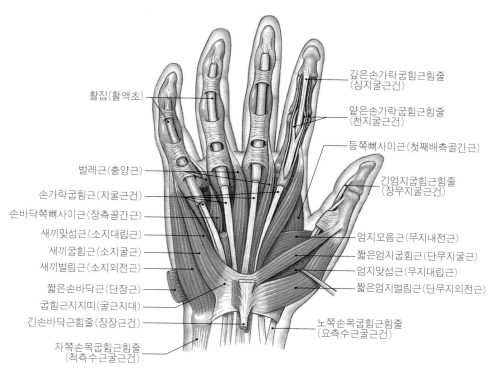

활집(활액초)

깊은손가락굽힘근힘줄
(심지굴근건)

얕은손가락굽힘근힘줄
(천지굴근건)

등쪽뼈사이근(첫째배측골간근)

긴엄지굽힘근힘줄
(장무지굴근건)

벌레근(충양근)

손가락굽힘근(지굴근건)

손바닥쪽뼈사이근(장측골간근)

새끼맞섬근(소지대립근)

새끼굽힘근(소지굴근)

새끼벌림근(소지외전근)

짧은손바닥근(단장근)

굽힘근지지띠(굴근지대)

긴손바닥근힘줄(장장근건)

자쪽손목굽힘근힘줄
(척측수근굴근건)

엄지모음근(무지내전근)

짧은엄지굽힘근(단무지굴근)

엄지맞섬근(무지대립근)

짧은엄지벌림근(단무지외전근)

노쪽손목굽힘근힘줄
(요측수근굴근건)

손가락을 움직이는 근육(손바닥쪽)

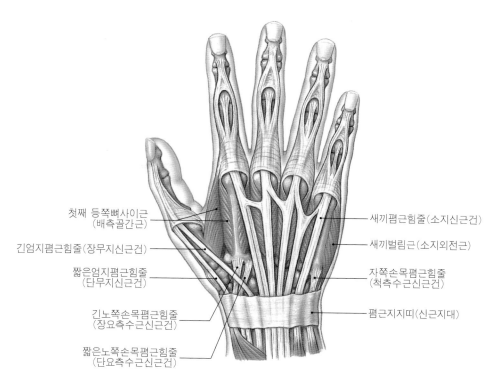

첫째 등쪽뼈사이근
(배측골간근)

긴엄지폄근힘줄(장무지신근건)

짧은엄지폄근힘줄
(단무지신근건)

긴노쪽손목폄근힘줄
(장요측수근신근건)

짧은노쪽손목폄근힘줄
(단요측수근신근건)

새끼폄근힘줄(소지신근건)

새끼벌림근(소지외전근)

자쪽손목폄근힘줄
(척측수근신근건)

폄근지지띠(신근지대)

손가락을 움직이는 근육(손등쪽)

1. 엄지손가락의 통증완화를 위한 키네시오 테이핑

엄지손가락에 통증이 있을 때에는 다음과 같이 테이핑을 실시한다.

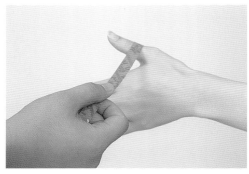
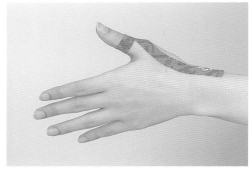

1 얇은 I자형 테이프로 엄지손가락을 감아 손목쪽으로 붙인다.

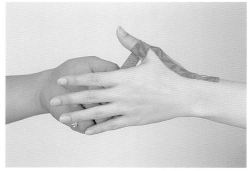
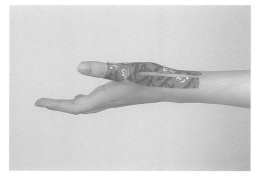

2 반대쪽에도 같은 방법으로 붙인다.

140

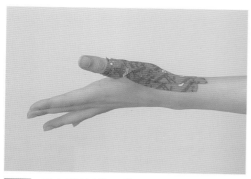 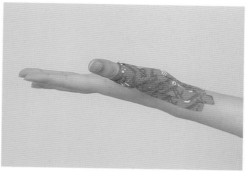

3 계속해서 빈 곳을 채우면서 엄지손가락을 감싸듯이 테이프를 2장 붙인다.

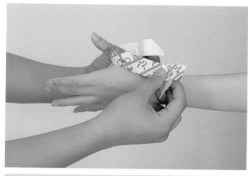 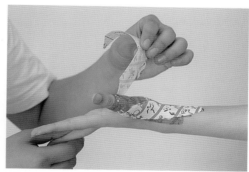

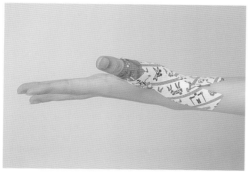 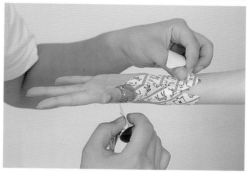

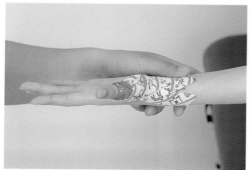

4 쐐기변형 테이프로 엄지손가락을 감싸면서 손목방향으로 2장 붙인다.

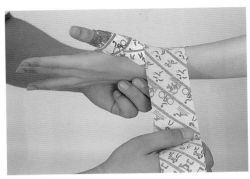

5 ㅣ자형 테이프를 손목에 감아 마무리 한다.

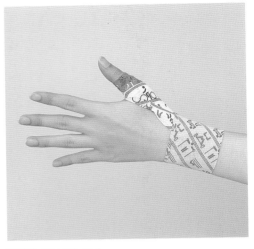

6 완성된 모습

2. 엄지손가락의 상해예방을 위한 스포츠 테이핑

키네시오 테이핑을 하고도 통증이 남아 있거나, 훈련이나 경기에 참가할 때는 2차 부상을 방지하기 위해 면 테이프를 붙여 안정성을 확보하는 것이 좋다. 또한 통증이 없더라도 자주 부상을 당하는 선수는 부상을 사전에 방지하기 위해 면 테이프를 붙인다.

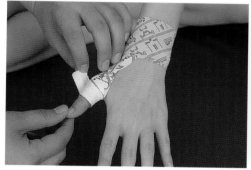

1 엄지손가락에 앵커를 한 바퀴 감는다.

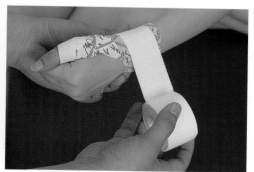

2 손목에 38mm 면 테이프로 앵커를 한 바퀴 감는다.

Tip 엄지손가락에 폭이 좁은 19mm 면 테이프나 38mm 테이프를 세로로 찢어 붙인다.

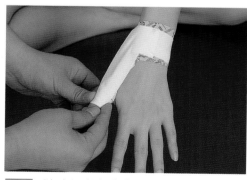

3 엄지손가락에서 손등쪽으로 앵커에서 앵커를 연결하면서 테이프를 붙인다.

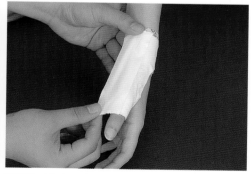

4 엄지손가락 옆쪽을 따라 손목을 향하여 앵커에서 앵커를 잇는 테이프를 붙인다.

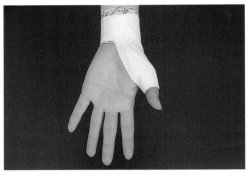

5 엄지손가락에서 손바닥쪽으로 앵커에서 앵커를 연결하면서 테이프를 붙인다.

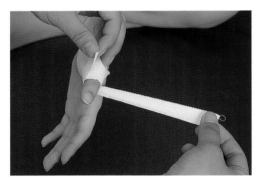
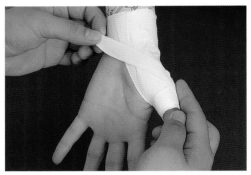

6 엄지손가락의 안쪽에서 손바닥을 지나 손목 가쪽 앵커쪽으로 테이프를 붙인다.

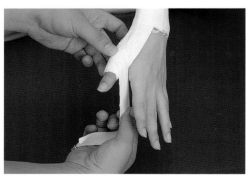
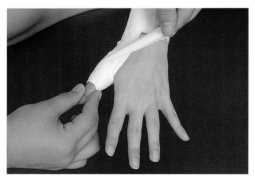

7 반대편도 마찬가지로 스파이럴 서포트를 실시한다.

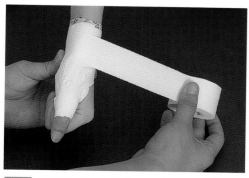

8 끝부분을 한 바퀴 감아 고정하여 마무
리한다.

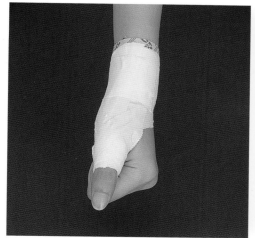

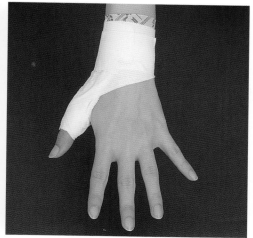

9 완성된 모습

3. 집게손가락의 통증완화를 위한 키네시오 테이핑

집게손가락에 통증이 있으면 다음과 같이 테이핑한다.

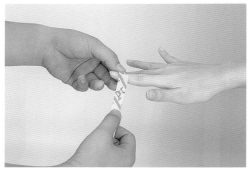
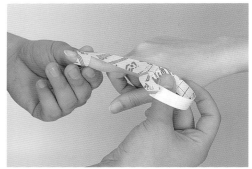

1 폭이 좁은 I 자형 테이프를 손가락 첫 번째 마디에서 한 바퀴 감은 다음 손목쪽으로 붙인다.

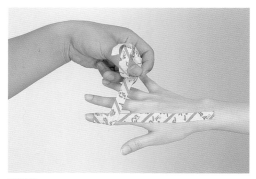
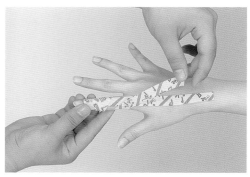

2 같은 방법으로 반대쪽으로 테이프를 붙인다.

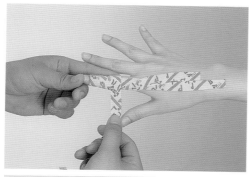
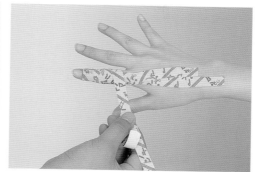

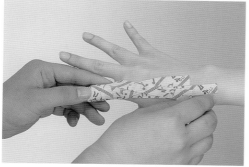
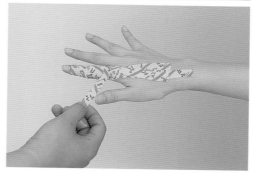

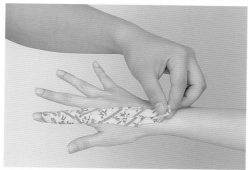

3 계속해서 빈 공간을 채우면서 집게손가락을 감싸듯이 테이프를 2장 붙인다.

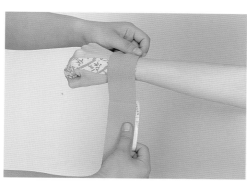

4 I자형 테이프를 손목에 감아 고정하여 마무리한다.

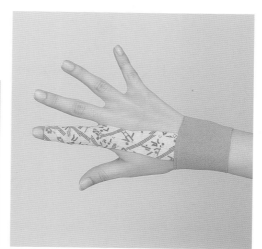

5 완성된 모습

4. 집게손가락의 상해예방을 위한 스포츠 테이핑

집게손가락의 상해예방을 위해 다음과 같이 테이핑한다.

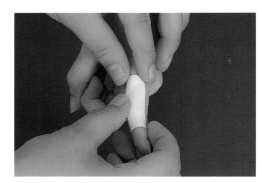 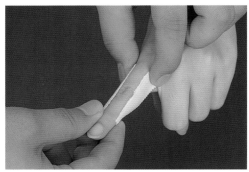

1 집게손가락의 양 앞쪽에 각각 기둥이 되는 테이프를 한 장씩 붙인다.

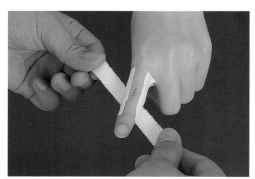 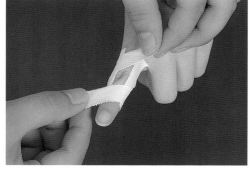

2 이어서 손가락의 제2관절을 중심으로 스파이럴 서포트를 붙인다.

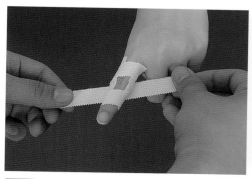
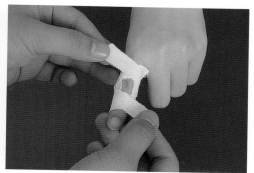

3 같은 방법으로 반대쪽으로 스파이럴 서포트를 붙인다.

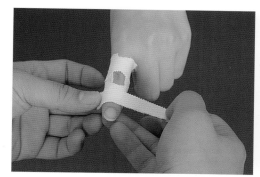
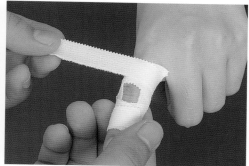

4 제2관절을 사이에 두고 한 줄씩 테이프를 감아 고정하여 마무리한다.

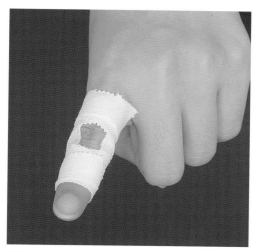

5 완성된 모습

3. 팔꿈치 테이핑

    팔꿈치는 우리가 팔을 굽히고 펼 수 있도록 하는 중요한 부위이다. 팔꿈치에 부착된 근육은 손목과 손가락까지 연결되어 있어서 팔꿈치를 다치면 물건을 집을 수도, 들어올릴 수도, 던질 수도 없다. 팔꿈치는 태권도뿐만 아니라 야구, 골프, 테니스 등에서도 많이 사용되는 부위이므로 그만큼 부상의 위험도 높다.

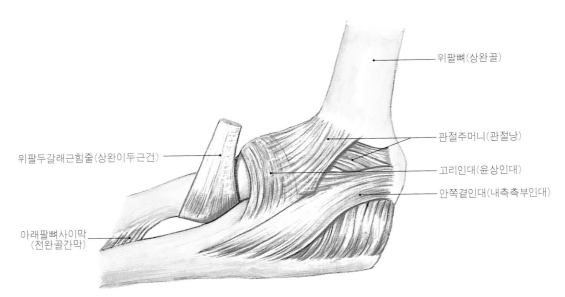

오른쪽 팔꿈치관절(안쪽)

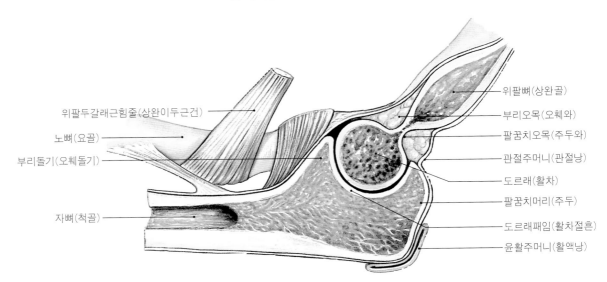

오른쪽 팔꿈치관절의 수직단면

1. 팔꿈치 안쪽의 통증완화를 위한 기초 키네시오 테이핑

　　팔꿈치 안쪽에는 손목과 손가락을 굽혀주는 팔뚝의 근육들이 옹기종기 모여 있다. 그리고 이 근육의 힘줄들은 위팔뼈 위관절융기 안쪽에 연결된다. 태권도 겨루기에서 상대의 발차기를 팔로 방어할 때 타박상과 염좌가 생기거나, 품새에서 주먹으로 지르거나 손날로 치는 동작을 반복적으로 할 때 통증이 많이 발생한다.

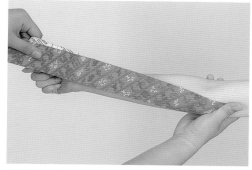

1 I자형 테이프를 팔꿈치 안쪽에서 시작하여 엄지손가락쪽으로 붙인다.

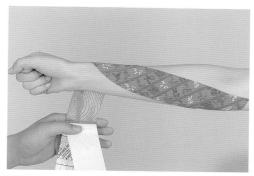

2 이어서 손목을 한 바퀴 감고 마무리한다.

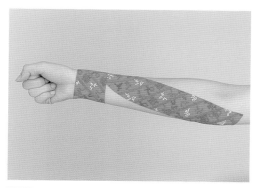

3 완성된 모습

2. 팔꿈치 안쪽의 통증완화를 위한
심화 키네시오 테이핑

　팔꿈치 안쪽에는 손목과 손가락을 굽혀주는 팔뚝의 근육들이 옹기종기 모여 있다. 그리고 이 근육의 힘줄들은 위팔뼈 위관절융기 안쪽에 연결된다. 태권도 겨루기에서 상대의 발차기를 팔로 방어할 때 타박상과 염좌가 생기거나, 품새에서 주먹으로 지르거나 손날로 치는 동작을 반복적으로 할 때 통증이 많이 발생한다.

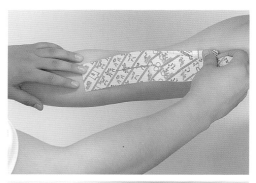
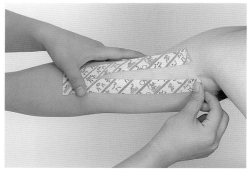

1 Y자형 테이프를 팔오금 아래에서 위팔 두갈래근을 감싸듯이 붙인다.

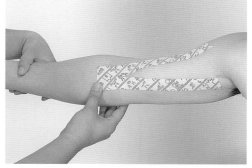

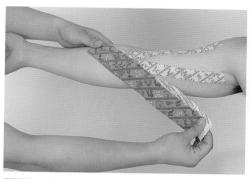

2 ㅣ자형 테이프를 아래팔 중심의 가쪽에서 팔꿈치 안쪽을 지나도록 비스듬히 붙인다.

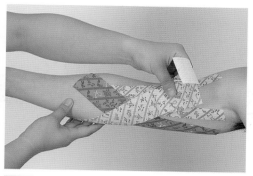

3 같은 방법으로 ㅣ자형 테이프를 반대쪽으로 교차되도록 붙인다.

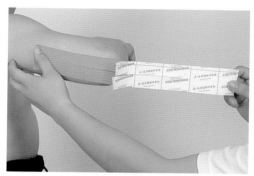

4 Y자형 테이프를 위팔세갈래근에서 시작하여 팔꿈치쪽으로 붙여준다.

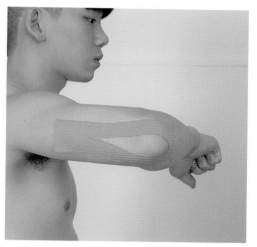

5 Y자형 테이프로 팔꿈치를 감싸면서 마무리한다.

3. 팔꿈치 가쪽의 통증완화를 위한 기초 키네시오 테이핑

팔꿈치 가쪽의 통증은 팔의 가쪽근육을 과하게 사용하거나, 물건을 강하게 쥐어 팔꿈치 가쪽의 힘줄뭉치에 생긴 염증이나 좌상으로 인하여 많이 발생한다. 태권도에서는 상대의 공격을 방어할 때 타박상과 염좌를 입는 경우가 많다.

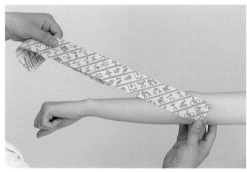

1 I자형 테이프를 팔꿈치 가쪽에서 시작하여 엄지손가락쪽으로 붙인다.

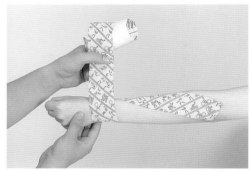

2 이어서 손목을 한 바퀴 감으면서 마무리 한다.

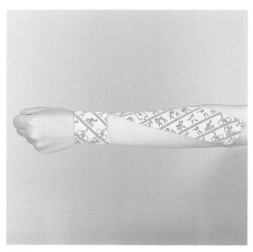

3 완성된 모습

4. 팔꿈치 가쪽의 통증완화를 위한 심화 키네시오 테이핑

팔꿈치 가쪽의 통증은 팔의 가쪽근육을 과하게 사용하거나, 물건을 강하게 쥐어 팔꿈치 가쪽의 힘줄뭉치에 생긴 염증이나 좌상으로 인하여 많이 발생한다. 태권도에서는 상대의 공격을 방어할 때 타박상과 염좌를 입는 경우가 많다.

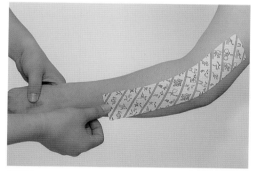

1 I자형 테이프가 팔꿈치 가쪽을 지나가도록 붙인다.

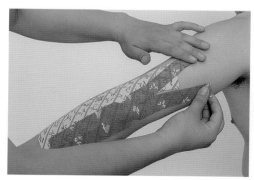 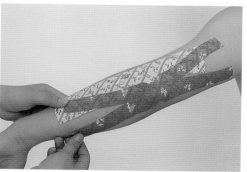

2 팔꿈치를 중심으로 X자변형 테이프를 붙인다.

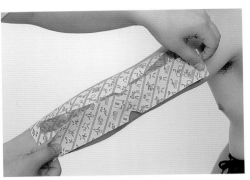 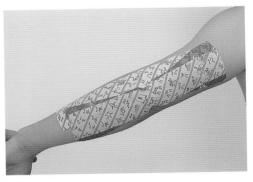

3 팔꿈치의 중심에 쐐기변형 테이프를 붙인다.

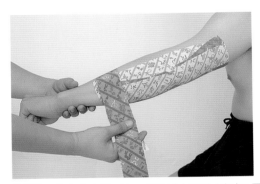 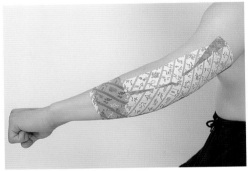

4 테이핑이 끝나는 지점에 I자형 테이프를 감아 마무리한다.

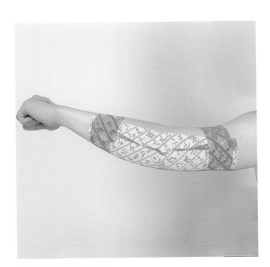

5 완성된 모습

5. 팔꿈치의 상해예방을 위한 스포츠 테이핑

　키네시오 테이핑을 하고도 통증이 남아 있거나, 경기 또는 훈련에 참가할 때에는 2차 부상을 방지하기 위해 라이트 타입의 신축성 테이프를 사용하여 팔꿈치를 지지하는 것이 좋다.

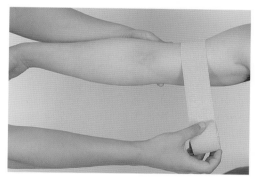 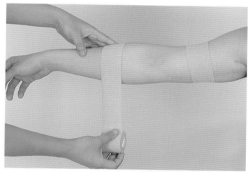

1 　팔꿈치를 중심으로 위팔과 아래팔 중심에 앵커를 한 바퀴씩 감는다.

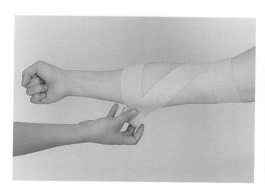 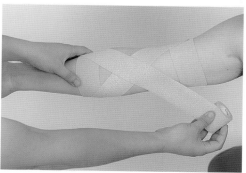

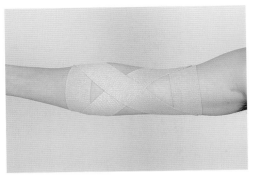 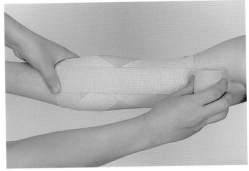

2 이어서 I 자형과 X자형의 테이프로 앵커에서 앵커를 연결하여 서포트를 붙인다.

Tip I 자형과 X자형의 서포트는 전·후방뿐만 아니라 안쪽·가쪽을 지지할 때에도 모두 사용할 수 있다.

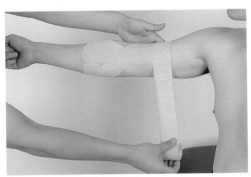 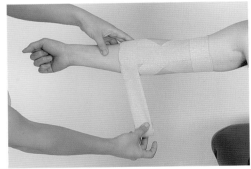

3 I 자형과 X자형의 서포트를 고정하기 위해 앵커를 한 바퀴씩 감는다.

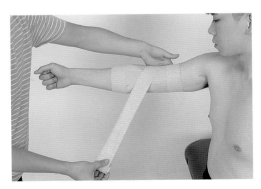 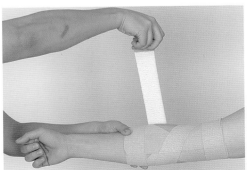

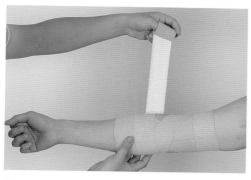
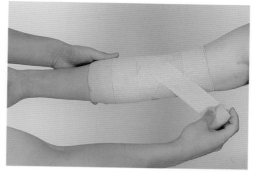

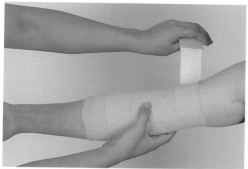

4 스파이럴 서포트를 감아 마무리한다.

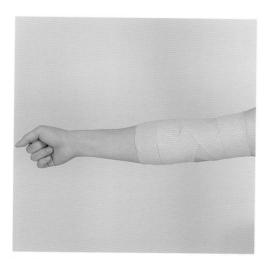

5 완성된 모습

4. 어깨 테이핑

어깨돌림근띠(회전근개)는 어깨관절을 둘러싸고 있는 근육·힘줄 구조인데, 가시위근, 가시아래근, 어깨밑근, 작은원근으로 구성된다. 우리의 팔이 몸에 붙어 있게 하는 것이 바로 이 근육들이다.

태권도 겨루기에서 상대를 주먹으로 지르는 공격을 할 때, 상대와 강하게 신체접촉을 할 때, 팔을 잘못 짚고 넘어질 때 등의 경우에 어깨가 탈구되기도 한다. 또한 어깨에 상대의 주먹 공격을 받거나 발로 내려찍는 공격을 받았을 때 심한 부상을 입기도 한다.

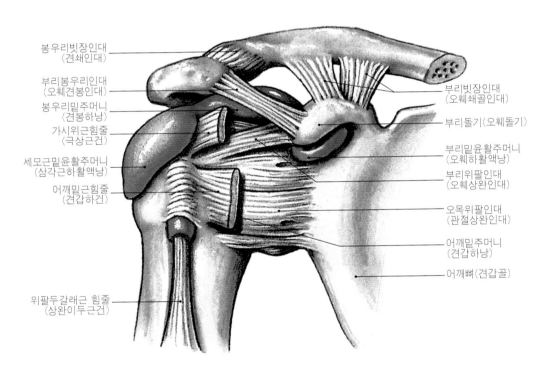

봉우리빗장인대
(견쇄인대)

부리봉우리인대
(오훼견봉인대)

봉우리밑주머니
(견봉하낭)

가시위근힘줄
(극상근건)

세모근밑윤활주머니
(삼각근하활액낭)

어깨밑근힘줄
(견갑하건)

위팔두갈래근 힘줄
(상완이두근건)

부리빗장인대
(오훼쇄골인대)

부리돌기(오훼돌기)

부리밑윤활주머니
(오훼하활액낭)

부리위팔인대
(오훼상완인대)

오목위팔인대
(관절상완인대)

어깨밑주머니
(견갑하낭)

어깨뼈(견갑골)

오른쪽 어깨관절(앞면)

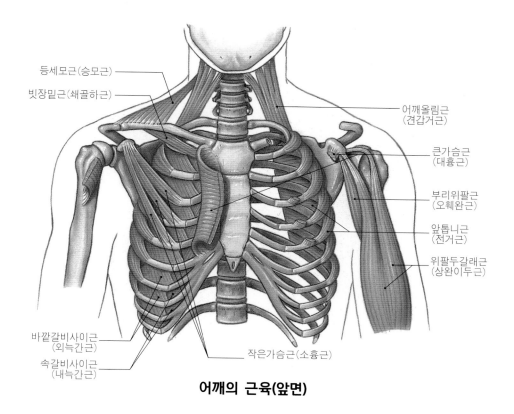

등세모근(승모근)
빗장밑근(쇄골하근)
어깨올림근(견갑거근)
큰가슴근(대흉근)
부리위팔근(오훼완근)
앞톱니근(전거근)
위팔두갈래근(상완이두근)
바깥갈비사이근(외늑간근)
속갈비사이근(내늑간근)
작은가슴근(소흉근)

어깨의 근육(앞면)

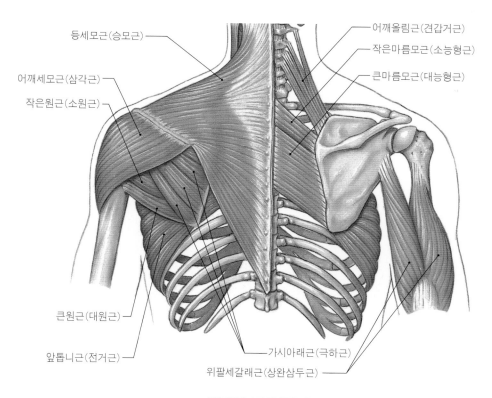

등세모근(승모근)
어깨세모근(삼각근)
작은원근(소원근)
어깨올림근(견갑거근)
작은마름모근(소능형근)
큰마름모근(대능형근)
큰원근(대원근)
앞톱니근(전거근)
가시아래근(극하근)
위팔세갈래근(상완삼두근)

어깨의 근육(뒷면)

1. 어깨의 통증완화를 위한 키네시오 테이핑

어깨에 통증이 있을 때에는 다음과 같이 테이핑을 실시한다.

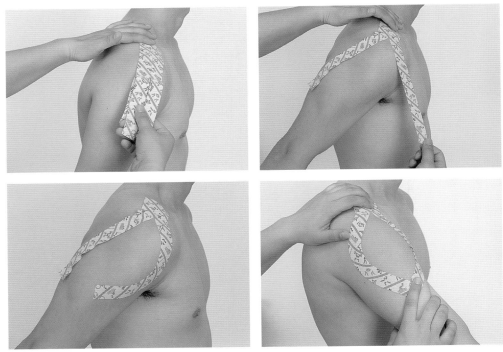

1 Y자형 테이프를 어깨봉우리에서 시작하여 어깨세모근을 감싸면서 붙인다.

tip 어깨세모근 앞쪽에 테이프를 붙일 때는 팔을 뒤로 보내고, 뒤쪽에 붙일 때는 팔을
앞으로 보낸 후에 붙인다.

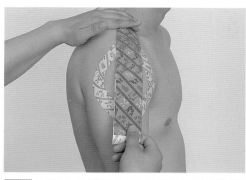

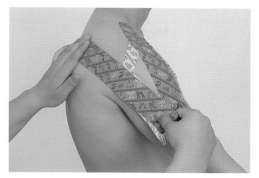

2 I자형 테이프를 어깨세모근 중앙을 덮으면서 붙인다.

3 I자형 테이프를 어깨세모근 뒤쪽을 덮으면서 붙인다.

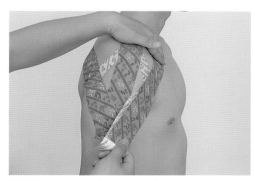

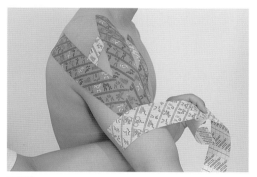

4 I자형 테이프를 어깨세모근 전면을 덮으면서 붙인다.

5 I자형 테이프의 끝부분을 고정하여 마무리한다.

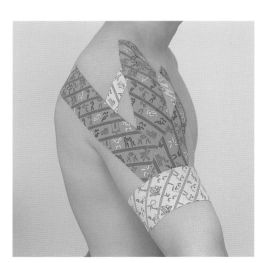

6 완성된 모습

2. 빗장뼈의 통증완화를 위한 키네시오 테이핑

빗장뼈 부위에 통증이 있을 때에는 다음과 같이 테이핑한다.

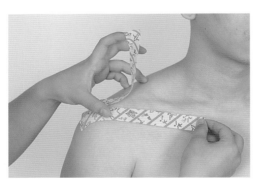
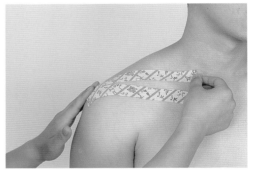

1 어깨봉우리에서 시작하여 빗장뼈를 감싸듯이 Y자형 테이프를 붙인다.

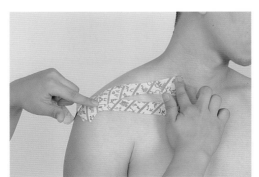
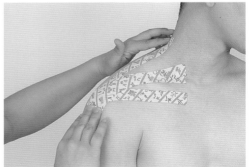

2 빗장뼈 위쪽과 어깨선을 따라 Y자형 테이프를 붙인다.

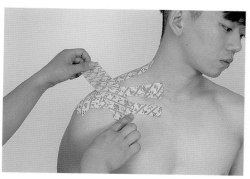 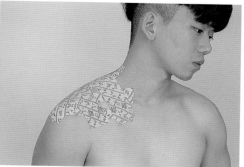

3 I자형 테이프 2장을 가슴쪽에서 시작하여 어깨봉우리를 덮고, 이어서 Y자형 테이프 끝부분을 덮으면서 붙인다.

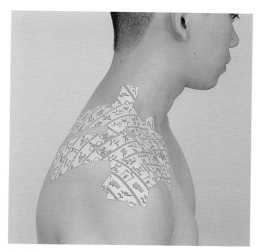

4 완성된 모습

3. 어깨돌림근띠의 통증완화를 위한 키네시오 테이핑

어깨돌림근띠 부위에 통증이 있을 때에는 다음과 같이 테이핑한다.

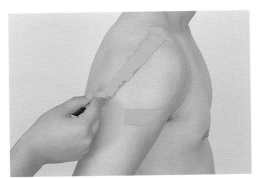 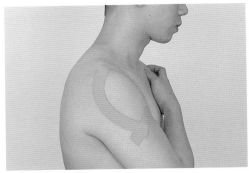

1 Y자형 테이프를 어깨봉우리에서 시작하여 어깨세모근을 감싸면서 붙인다.

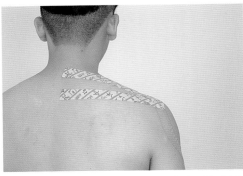 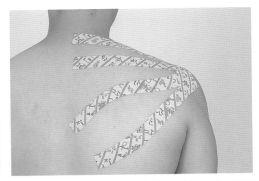

2 어깨선을 따라 Y자형 테이프를 붙인다.

 가시위근의 모양을 생각하며 붙이면 붙이기 편하다.

3 어깨뼈 아래를 향해 Y자형 테이프를 사선으로 붙인다.

 가시아래근의 모양을 생각하며 붙이면 붙이기 편하다.

166

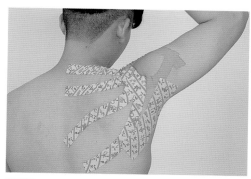

4 겨드랑이 뒷면을 따라 l자형 테이프를
붙인다.

 팔을 들고 손을 머리 위에 올린 자
세에서 붙인다.

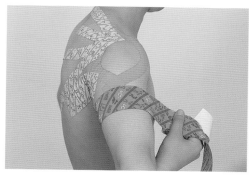

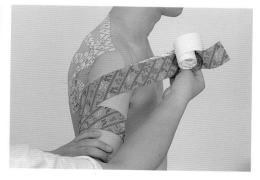

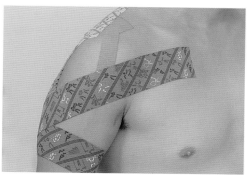

5 l자형 테이프로 팔을 한 바퀴 감은 다
음 가슴쪽으로 붙인다.

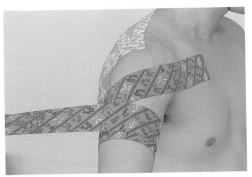 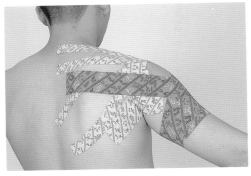

1 ㅣ자형 테이프로 팔을 한 바퀴 감은 다음 어깨뼈쪽으로 붙인다.

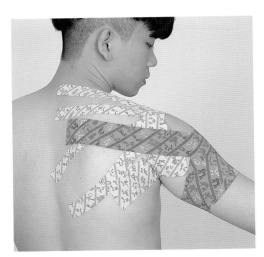

4 완성된 모습

4. 어깨탈구의 통증완화와 상해예방을 위한 키네시오 테이핑

어깨탈구는 경기 중 강한 충격을 받아 넘어지면서 바닥을 잘못 짚어 생길 수 있고, 주먹을 지를 때 상대와의 강한 신체접촉 등에 의해서도 발생할 수 있다. 또한 어깨탈구는 다양한 방향으로 일어나는데, 전방향의 안정성을 높이는 테이핑 방법을 알아두면 통증완화와 부상을 예방하는 데 많은 도움이 된다.

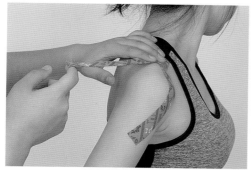
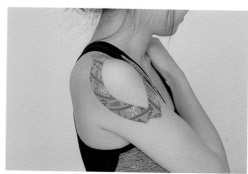

1 Y자형 테이프로 어깨봉우리에서 시작하여 어깨세모근을 감싸면서 붙인다.

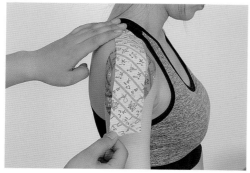
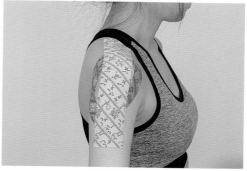

2 I자형 테이프를 어깨세모근 중앙을 덮으면서 붙인다.

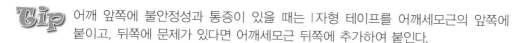

tip 어깨 앞쪽에 불안정성과 통증이 있을 때는 I자형 테이프를 어깨세모근의 앞쪽에 붙이고, 뒤쪽에 문제가 있다면 어깨세모근 뒤쪽에 추가하여 붙인다.

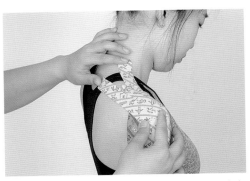
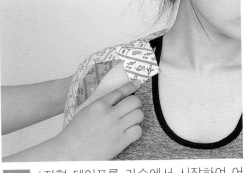

3 어깨선을 따라 Y자형 테이프를 붙인다.

 가시위근의 모양을 생각하며 붙이면 붙이기 편하다.

4 I자형 테이프를 가슴에서 시작하여 어깨봉우리를 덮으면서 어깨뼈를 향해 붙인다.

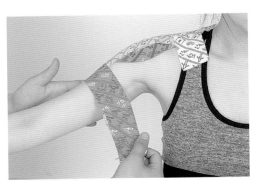
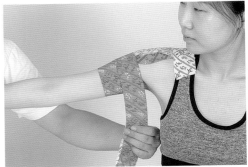

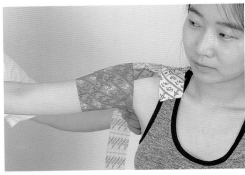
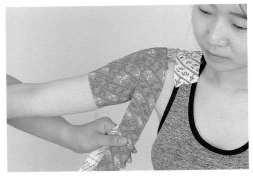

5 테이핑을 하고도 통증과 불안정성을 느낄 때에는 I자형 테이프로 어깨 전체를 감아 안성을 높여준다.

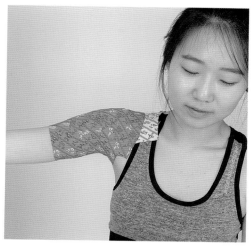

6 완성된 모습

제3장 몸통의 테이핑

여기에서는 인체의 중심을 이루는 목, 등, 허리의 테이핑 방법을 알아본다.

1. 목 테이핑

목의 근육은 머리 앞으로 굽히기·젖히기, 양옆으로 기울이기, 돌리기 등과 같은 다양한 역할을 수행한다. 다양한 움직임만큼 움직이는 방향에 따라 통증도 다양하며, 테이핑 방법 역시 각각 다르다.

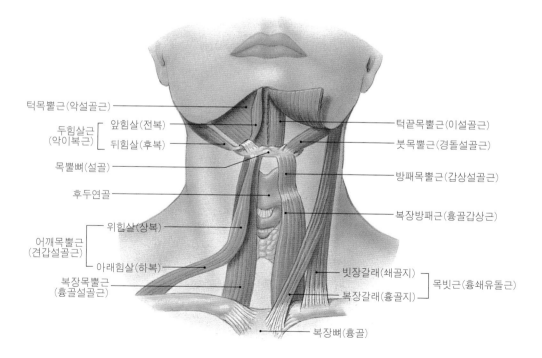

목 앞쪽의 근육

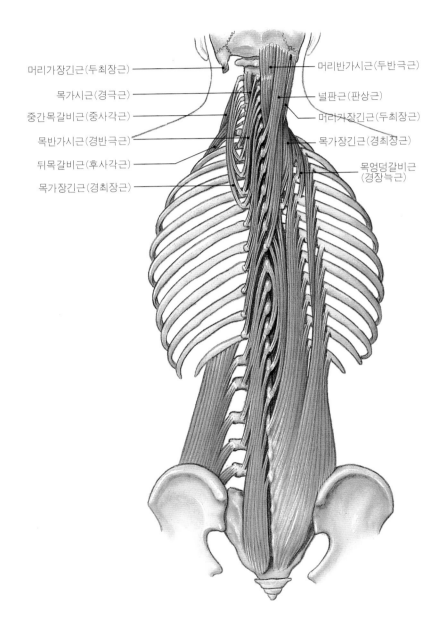

머리가장긴근(두최장근) ——
목가시근(경극근) ——
중간목갈비근(중사각근) ——
목반가시근(경반극근) ——
뒤목갈비근(후사각근) ——
목가장긴근(경최장근) ——

—— 머리반가시근(두반극근)
—— 널판근(판상근)
—— 머리가장긴근(두최장근)
—— 목가장긴근(경최장근)
—— 목엉덩갈비근
(경장늑근)

목 뒤쪽의 깊은근육

1. 목을 젖히고 돌릴 때의 통증완화를 위한 키네시오 테이핑

목을 젖히고 돌릴 때 통증이 있으면 다음과 같이 테이핑을 실시한다.

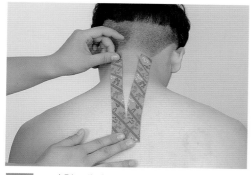

1. Y자형 테이프를 목을 숙인 상태에서 목뼈가 제일 튀어나온 부분에서 시작하여 목근육을 따라 붙인다.

 목을 뒤로 젖힐 때 통증이 있는 경우의 테이핑 방법이다.

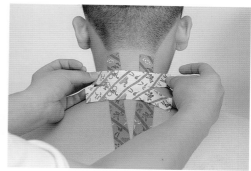

2. 테이핑을 하고도 통증이 남아 있을 때는 통증이 있는 부위에 X자 테이핑을 한다.

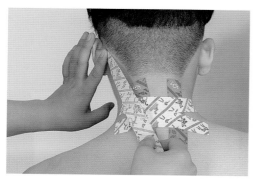
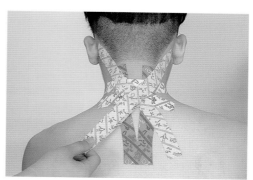

3. I자형 테이프를 좁게 잘라 귀 뒤의 뼈가 튀어나온 곳에서 시작하여 목뼈가 제일 튀어나온 부분을 지나 어깨뼈 안쪽으로 붙인다.

 목을 돌릴 때 통증이 있는 경우의 테이핑 방법이다. 아픈 방향에 테이프를 붙인다.

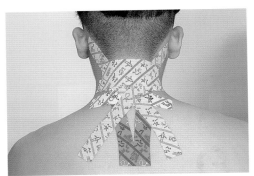 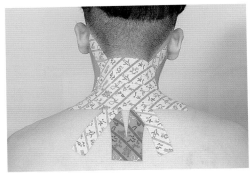

4 테이핑을 하고도 통증이 남아 있을 때는 통증이 있는 부위에 I 자형 테이프를 가로로 붙여 마무리한다.

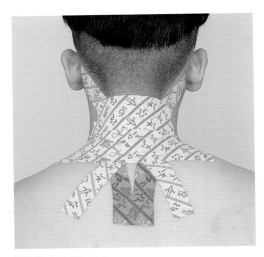

5 완성된 모습

2. 목을 숙이고 옆으로 기울일 때의 통증완화를 위한
키네시오 테이핑

목을 숙이거나 옆으로 기울일 때 통증이 있으면 다음과 같이 테이핑을 실시한다.

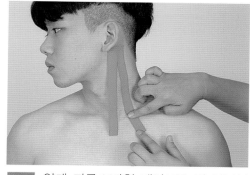

 목을 옆으로 기울일 때 통증이 있
는 경우의 테이핑 방법이다.

1 얇게 자른 Y자형 테이프를 귀 뒷부분 뼈가 튀어나온 곳에서 시작하여 빗장 뼈쪽으로 붙인다.

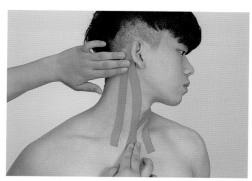

2 반대쪽이 아플 때는 같은 방법으로 반대쪽에 붙인다.

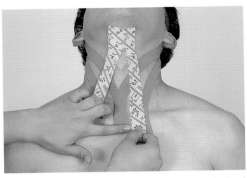

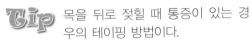

목을 뒤로 젖힐 때 통증이 있는 경우의 테이핑 방법이다.

3 Y자형 테이프를 턱밑에서 시작하여 빗장뼈쪽으로 붙인다.

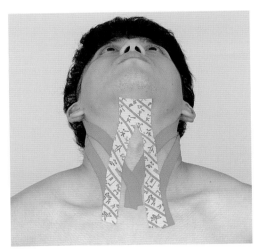

4 완성된 모습

3. 목을 젖히고 돌릴 때의 통증완화를 위한 심화 키네시오 테이핑

목을 젖히고 돌릴 때 통증이 있으면 다음과 같이 테이핑을 실시한다.

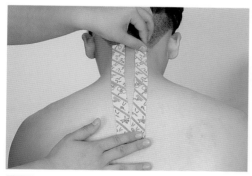 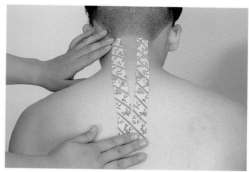

1 Y자형 테이프를 목을 숙인상태에서 목뼈가 제일 튀어나온 부분에서 시작하여 목 근육을 따라 붙인다.

Tip 아픈 부위의 근육에 붙이도록 한다.

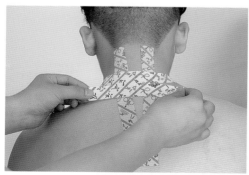

2 테이핑을 하고도 통증이 남아 있을 때는 통증이 있는 부위에 X자 테이핑을 한다.

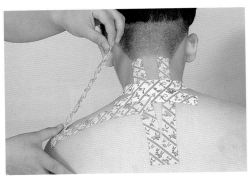

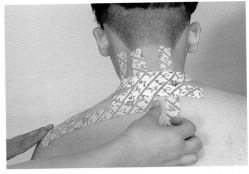

3 Y자형 테이프의 한 갈래는 어깨봉우리에서 시작하여 어깨를 따라 목쪽으로 붙이고, 다른 갈래는 목뼈가 제일 튀어나온 쪽으로 붙인다.

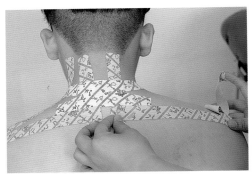

4 반대쪽도 같은 방법으로 붙인다.

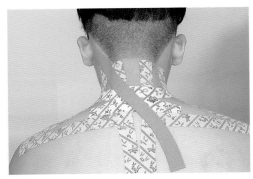

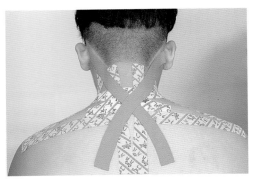

5 I자형 테이프를 좁게 잘라 귀 뒤의 뼈가 튀어나온 곳에서 시작하여 목뼈가 제일 튀어나온 부분을 지나 어깨뼈 안쪽으로 붙인다.

6 반대편도 같은 방법으로 붙인다.

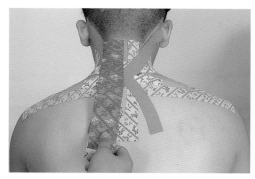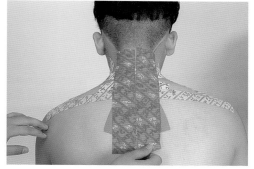

7 I 자형 테이프를 목덜미에서 시작하여 처음 Y자형 테이프를 덮으며 2장을 붙인다.

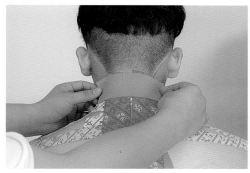

8 목덜미에 I 자형 테이프를 가로로 2장 붙여 마무리한다.

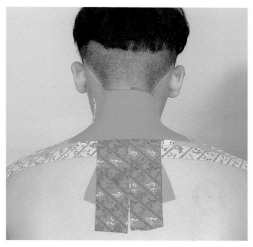

9 완성된 모습

2. 등 테이핑

등에는 등세모근과 넓은등근을 비롯하여 수많은 근육들이 몸통을 지지하고, 몸을 앞·뒤·옆으로 굽히거나 회전하는 운동에 관여하고 있다.

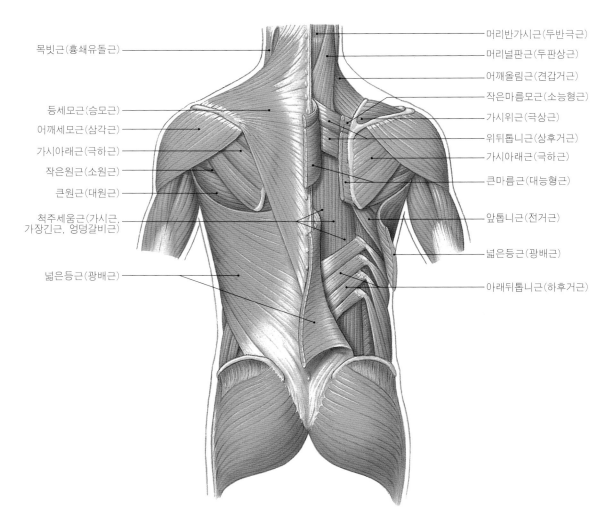

목빗근(흉쇄유돌근)
등세모근(승모근)
어깨세모근(삼각근)
가시아래근(극하근)
작은원근(소원근)
큰원근(대원근)
척주세움근(가시근, 가장긴근, 엉덩갈비근)
넓은등근(광배근)

머리반가시근(두반극근)
머리널판근(두판상근)
어깨올림근(견갑거근)
작은마름모근(소능형근)
가시위근(극상근)
위뒤톱니근(상후거근)
가시아래근(극하근)
큰마름근(대능형근)
앞톱니근(전거근)
넓은등근(광배근)
아래뒤톱니근(하후거근)

등과 허리의 근육

1. 마름근의 통증완화를 위한 심화 키네시오 테이핑

어깨뼈와 척추 사이에 붙어 있는 마름근(능형근)은 어깨뼈를 안정시키는 역할을 한다. 마름근의 통증은 선수들이 숙소에서 잠을 잘못 잤거나 나쁜 자세(구부정한 자세), 경기 중 외상 등에 의해서 발생한다.

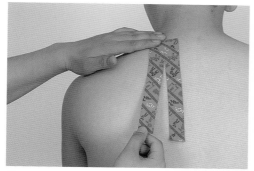 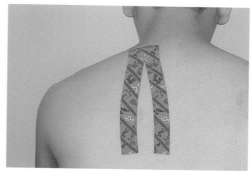

1 Y자형 테이프의 각 갈래를 어깨뼈와 척추에 각각 붙인다.

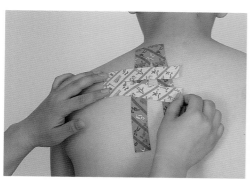 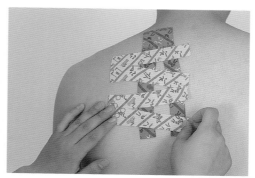

2 Y자형 테이프를 처음 붙인 Y자형 테이프의 위쪽에 가로로 붙여 고정한다.

3 Y자형 테이프를 처음 붙인 Y자형 테이프의 아래쪽에 가로로 붙여 고정한다.

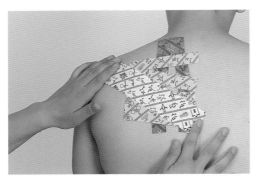

4 I자형 테이프를 척추에서 어깨쪽으로 2장 붙여 마무리한다.

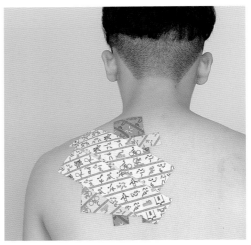

5 완성된 모습

3. 허리 테이핑

우리 몸의 척추는 총 24개의 뼈로 관절을 이루고, 많은 신경과 근육이 공존하고 있다. 척추는 허리를 굽히고, 젖히고, 회전하고, 꼿꼿이 펼 수 있도록 하는 중요한 역할을 하고 있다. 그런데 사람은 동물과는 달리 중력의 영향을 많이 받기 때문에 허리의 손상과 불균형이 일어나기 쉽다.

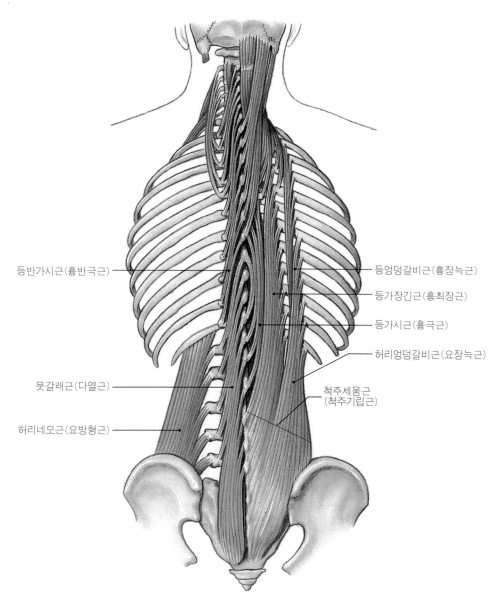

등반가시근(흉반극근)

뭇갈래근(다열근)

허리네모근(요방형근)

등엉덩갈비근(흉장늑근)

등가장긴근(흉최장근)

등가시근(흉극근)

허리엉덩갈비근(요장늑근)

척추세움근
(척주기립근)

허리 뒤쪽의 깊은근육

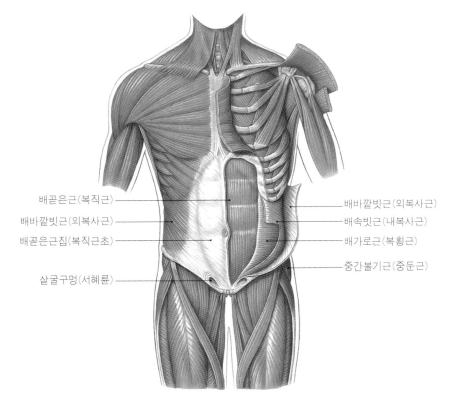

배곧은근(복직근)
배바깥빗근(외복사근)
배곧은근집(복직근초)
샅굴구멍(서혜륜)

배바깥빗근(외복사근)
배속빗근(내복사근)
배가로근(복횡근)
중간볼기근(중둔근)

배의 표면근육

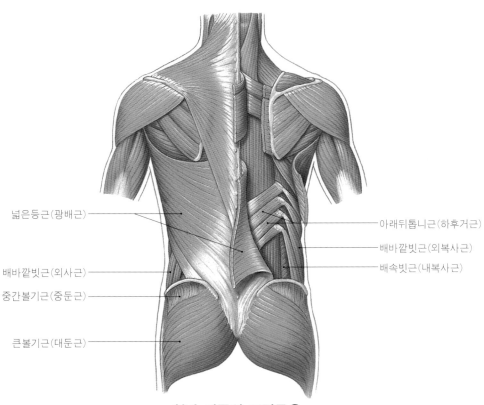

넓은등근(광배근)

배바깥빗근(외사근)
중간볼기근(중둔근)

큰볼기근(대둔근)

아래뒤톱니근(하후거근)
배바깥빗근(외복사근)
배속빗근(내복사근)

허리 뒤쪽의 표면근육

1. 허리를 뒤로 젖히거나 옆으로 굽힐 때의 통증완화를 위한 심화 키네시오 테이핑

허리를 젖히거나 옆으로 굽힐 때 때 통증이 있다면 다음과 같이 테이핑한다.

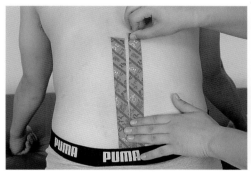 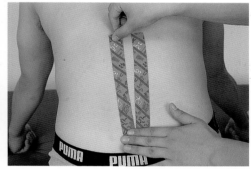

1 Y자형 테이프를 엉치뼈에서 시작하여 등근육을 따라 붙인다.

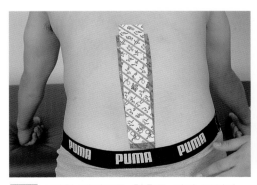 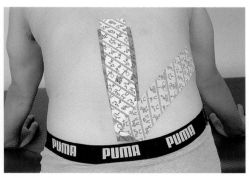

2 I자형 테이프를 척추를 따라 붙인다.

3 I자형 테이프를 엉치뼈에서 시작하여 옆구리쪽으로 비스듬히 붙인다.

187

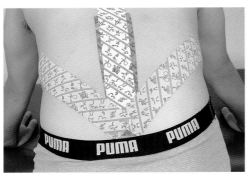

4 반대편도 같은 방법으로 붙인다.

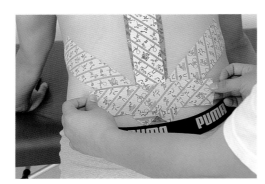 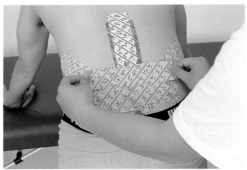

5 I자형 테이프를 척추를 중심으로 가로방향으로 붙인다.

 아픈 부위를 지나가도록 붙여야 한다. 붙이는 테이프의 수는 통증부위를 다 덮을 수 있을 정도면 된다.

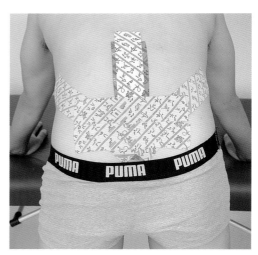

6 완성된 모습

2. 허리를 굽히고 회전할 때의 통증완화를 위한 심화 키네시오 테이핑

허리를 굽히고 회전할 때 통증이 있다면 다음과 같이 테이핑한다.

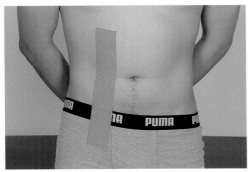 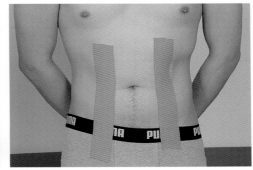

1 ㅣ자형 테이프를 배꼽을 중심으로 대칭이 되도록 배곧은근을 따라 붙인다.

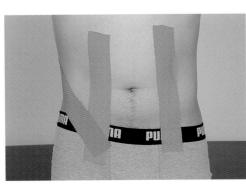 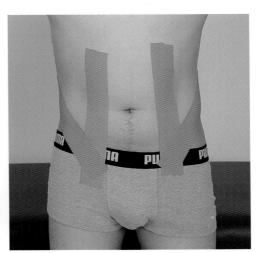

2 ㅣ자형 테이프를 배꼽 아래에서 시작하여 갈비뼈쪽으로 비스듬히 붙인다.

3 완성된 모습

189

태권도를 위한 테이핑

초판인쇄   2017년 11월 25일
초판발행   2017년 11월 30일
발 행 인   민유정
발 행 처   대경북스
    ISBN   978-89-5676-611-9

등록번호 제 1-1003호
서울시 강동구 천중로42길 45(길동 379-15) 2F
전화: (02)485-1988, 485-2586~87 · 팩스: (02)485-1488
e-mail: dkbooks@chol.com · http://www.dkbooks.co.kr